La dieta pegana

21 principios prácticos para reconquistar tu salud en un mundo nutricionalmente confuso

Doctor Mark Hyman

Traducción: Laura Paz

Grijalbovital

El papel utilizado para la impresión de este libro ha sido fabricado a partir de madera procedente de bosques y plantaciones gestionadas con los más altos estándares ambientales, garantizando una explotación de los recursos sostenible con el medio ambiente y beneficiosa para las personas.

El material presente en este libro tiene fines meramente informativos y de ningún modo sustituye las recomendaciones y cuidados de su médico. Al igual que con otros regímenes de pérdida o control de peso, el programa nutricional y de ejercicio descrito en este libro debe seguirse después de consultar a un médico para asegurarse de que sea apropiado para sus circunstancias individuales. Tenga en mente que las necesidades nutricionales varían de persona a persona, dependiendo de la edad, el sexo, el estado de salud y la dieta total. El autor y la editorial no se hacen responsables de cualquier efecto adverso que ocurra como consecuencia del uso o la aplicación de la información contenida en este libro.

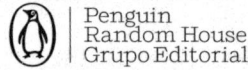

La dieta pegana
21 principios prácticos para reconquistar tu salud en un mundo nutricionalmente confuso

Título original: *The Pegan Diet. 21 Practical Principles for Reclaiming Your Health in a Nutritionally Confusing World*

Primera edición: mayo, 2023

D. R. © 2023, Mark Hyman

D. R. © 2023, derechos de edición mundiales en lengua castellana:
Penguin Random House Grupo Editorial, S. A. de C. V.
Blvd. Miguel de Cervantes Saavedra núm. 301, 1er piso,
colonia Granada, alcaldía Miguel Hidalgo, C. P. 11520,
Ciudad de México

penguinlibros.com

D. R. © 2023, Laura Paz Abasolo, por la traducción

Penguin Random House Grupo Editorial apoya la protección del *copyright*. El *copyright* estimula la creatividad, defiende la diversidad en el ámbito de las ideas y el conocimiento, promueve la libre expresión y favorece una cultura viva. Gracias por comprar una edición autorizada de este libro y por respetar las leyes del Derecho de Autor y *copyright*. Al hacerlo está respaldando a los autores y permitiendo que PRHGE continúe publicando libros para todos los lectores.

Queda prohibido bajo las sanciones establecidas por las leyes escanear, reproducir total o parcialmente esta obra por cualquier medio o procedimiento así como la distribución de ejemplares mediante alquiler o préstamo público sin previa autorización.
Si necesita fotocopiar o escanear algún fragmento de esta obra diríjase a CemPro (Centro Mexicano de Protección y Fomento de los Derechos de Autor, https://cempro.com.mx).

ISBN: 978-607-383-166-6

Impreso en México – *Printed in Mexico*

Para quien se alimenta confundido y ha hecho un compromiso con una mejor salud humana y del planeta

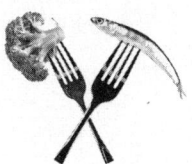

Índice

Introducción 9

Principio 1: Utiliza la comida como medicamento 19
Principio 2: Come un arcoíris 30
Principio 3: Sigue la regla del 75% 36
Principio 4: Come las leguminosas, los granos enteros,
las nueces y las semillas correctas 40
Principio 5: Come carne como una medicina 48
Principio 6: Sé exigente con las aves, los huevos y el pescado ... 57
Principio 7: Come grasa en cada comida 62
Principio 8: Evita los lácteos (en su mayoría) 68
Principio 9: Aliméntate como un regeneratiano 72
Principio 10: Considera el azúcar como una droga recreativa 78
Principio 11: No dependas del café ni del alcohol 84
Principio 12: Aprovecha la nutrición personalizada
para una salud óptima 88
Principio 13: Limpia, desintoxica y restaura sabiamente 95
Principio 14: Evalúa los riesgos y los beneficios de una
dieta vegana 104
Principio 15: Come a favor de tu salud intestinal 109
Principio 16: Come para la longevidad 116
Principio 17: Come para mejorar tu estado de ánimo 122
Principio 18: Haz que comer sano sea costeable 128
Principio 19: Dales a tus hijos lo que tú comerías 133

Principio 20: Haz que los buenos hábitos duren 138
Principio 21: Comienza la dieta pegana hoy 143

Cocina como pegano 151
   Desayunos 158
   Sopas y ensaladas 169
   Entradas 179
   Guarniciones 196
   Botanas 205
   Postres 210

Agradecimientos 215

Recursos 217

Notas 221

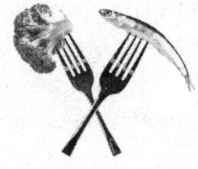

Introducción

¿En serio necesitamos otro libro sobre dietas? No. A pesar del título, la dieta pegana no es una dieta; es una sencilla serie de principios que vinculan la ciencia y el sentido común en lineamientos para promover la salud, la pérdida de peso y la longevidad, los cuales se pueden adaptar fácilmente a cualquier preferencia filosófica o cultural. ¿Qué sabemos de la comida? ¿Cómo la conocemos? ¿Qué conclusiones hemos sacado de esta información? ¿Cómo la vinculamos con nuestras preferencias alimentarias, filosóficas, sociales y culturales? Al ser un médico en las primeras líneas de la epidemia de enfermedades crónicas y obesidad (alguien que ha empleado la comida como medicamento principal para el tratamiento de enfermedades y la optimización de la salud durante 30 años), me entristecen la guerra entre las dietas y las dietas de moda. La política, la religión y la nutrición también polarizan por igual.

La dieta pegana empezó siendo una broma. Hace años, en el panel de nutrición de una conferencia, estaba sentado entre dos amigos, un médico defensor de lo paleo y un cardiólogo vegano. Discutían enérgicamente sobre sus respectivos puntos de vista. Para romper la tensión, bromeé: "Bueno, si tú eres paleo y tú vegano, entonces yo debo ser pegano". Así empezó todo. Conforme empecé a pensar con mayor profundidad sobre lo que había dicho de broma, me di cuenta de que la mayoría de las filosofías alimentarias, incluyendo la paleo y la vegana, tienen mucho más en común de lo que la mayoría de la gente cree y mucho, mucho más en común entre ellas mismas que con la dieta básica recomendada por el gobierno, considerada una tristeza.

De hecho, los campos paleo y vegano (si nos quedamos con lo mejor de ambos) son idénticos, excepto por una cosa: de dónde obtener proteína. ¿De productos animales, o de granos y leguminosas? Nada más. Por supuesto, puedes ser un vegano de papas fritas y refresco, o un paleo de tocino y nada de verduras, pero las mejores expresiones de alimentos enteros para cada dieta son muy similares. Ambas posturas promueven una dieta rica en alimentos vegetales y enteros; una dieta baja en almidones, azúcar, alimentos procesados, aditivos, hormonas, antibióticos y OGM (organismos genéticamente modificados), y a excepción de un pequeño grupo de fanáticos del veganismo extremo bajo en grasa, una dieta rica en grasas buenas. Las dos incluso se abstienen de los lácteos. Y todos los demás modelos alimentarios —vegetariano, keto, con ventanas de alimentación, sin lectina, mediterráneo, bajo en carbohidratos, bajo en grasa, sin gluten y demás— en su mayoría se apegan a un modelo de alimentos enteros y eliminan los dañinos productos ultraprocesados, mientras incluyen alimentos protectores.

Tal vez el verdadero enfoque debiera ser redirigir a la gente de una dieta obesogénica, promotora de enfermedades y carente de nutrientes, a una dieta rica en alimentos enteros y protectores que promueva la pérdida de peso, la salud y el bienestar. Ésa, amigo mío, es la meta de la dieta pegana.

¿Por qué esto es más importante que nunca? En la actualidad nuestra dieta industrial moderna es el más grande asesino en el planeta, antes que el acto de fumar y cualquier otra causa. De manera conservadora, nuestra dieta moderna, rica en alimentos procesados creados a base de trigo (harina blanca), maíz (jarabe de maíz de alta fructosa y muchos aditivos alimentarios industriales) y soya (aceite de soya), carentes de alimentos enteros protectores y curativos (frutas, verduras, nueces, semillas, granos enteros, leguminosas, productos del mar, etc.), mata a 11 millones de personas al año. Yo creo que es un cálculo muy por debajo de la realidad. Cada año, alrededor de 57 millones de personas mueren en todo el mundo. Tres cuartas partes de esas muertes (o 42 millones) se deben a enfermedades crónicas, como cardiopatía, diabetes, cáncer y demencia, sobre todo provocados por una mala dieta. Incluso enfermedades infecciosas, como el covid-19, son más propensas a contagiar y matar a las personas con sobrepeso o que padecen alguna enfermedad crónica. El precio es enorme. En Estados Unidos se considera que el costo directo e indirecto de las enfermedades crónicas sumará 95 000 millones de dólares en los siguientes 35 años, o aproximadamente uno de cada cinco dólares de toda la economía del país. A nivel global es mucho peor, y está empeorando conforme exportamos nuestra dieta estadounidense a todas partes del mundo.

Si queremos disminuir la carga total de enfermedades crónicas, sobrevivir otra pandemia, salvar al planeta y a las comunidades, y crear una sociedad más feliz y menos dividida, debemos renovar la forma en que cultivamos, producimos, distribuimos y consumimos alimentos alrededor del mundo. Es necesario unirnos, detener las guerras de las dietas y abrazar el poder curativo de una nutrición adecuada. Por esa razón escribí este libro, para subrayar el poder de la comida y presentar una filosofía alimentaria inclusiva y sustentable.

La dieta pegana es única en cuatro aspectos. A continuación comentaré cada principio fundacional.

La dieta pegana trata la comida como si fuera medicina

La primera base es ésta: *La comida es medicina*, con el poder tanto de curar como de dañar. La mejor estrategia para una vida longeva y sana es comerte tus medicamentos, ¡no ir por ellos a la farmacia! La comida es mucho más que sólo calorías o energía para darle combustible a nuestro cuerpo. Es información, son instrucciones que regulan cada función corporal en tiempo real. Impresionantes descubrimientos a lo largo de las últimas décadas ahora nos permiten emplear la comida como algo más que una fuente de placer, goce, conexión y nutrición, sino dirigida al rejuvenecimiento, la prosperidad y hasta a revertir las enfermedades. La calidad y la densidad nutricional son fundamentales para crear una comunidad humana vibrante. Algunos sugieren que todos deberíamos ser *nutrívoros*, dando prioridad a la densidad nutricional; otros proponen que nos volvamos *cualitarianos* y nos enfoquemos en la calidad, sin importar la filosofía alimentaria que sigamos. Un descubrimiento incorporado en la dieta pegana es que todos somos únicos, no sólo en términos de nuestras preferencias, sino de nuestra biología. Nuestra particularidad genética y bioquímica puede guiarnos hacia una *nutrición personalizada*. A pesar de las creencias personales que tengamos, algunos pueden florecer con una dieta vegana y otros marchitarse. Algunos se pueden convertir en superhumanos con la dieta paleo y otros no tanto. La clave es explorar tu biología, no quedarte inmóvil en una ideología en particular.

Apenas empezamos a comprender cómo la comida influye en nuestras células, tejidos, órganos, estados de ánimo, pensamientos, sentimientos y la estructura de nuestro cuerpo, pero lo que los científicos han descubierto en las últimas décadas es impresionante. La comida no es sólo una fuente de energía, alegría, conexión y placer; también puede rejuvenecernos y hasta revertir el curso de las enfermedades. Cuando pensamos en comida nos vienen a la mente proteínas, carbohidratos, grasas, fibra, vitaminas y minerales. Pero las partes más importantes de la comida bien podrían ser las decenas de miles de compuestos medicinales integrados en las plantas e incluso en alimentos animales que regulan, influyen y modulan casi en su totalidad a las 37 000 millones de reacciones químicas que ocurren en nuestro cuerpo a cada segundo. Yo llamo a este proceso *fitoadaptación simbiótica*. Significa que nuestro cuerpo utiliza los químicos encontrados en los alimentos para influir beneficiosamente en cada uno de nuestros sistemas biológicos.

A lo largo de la evolución tomamos prestada la magia molecular dentro de los alimentos para optimizar y sobrecargar nuestra biología. Por ejemplo, no podemos sintetizar la vitamina C ni las grasas omega-3; necesitamos obtenerlas de la naturaleza. Y no se trata nada más de los evidentes ácidos grasos esenciales, los aminoácidos, las vitaminas y los minerales que recibimos de la comida; también absorbemos moléculas llamadas fitoquímicos.

Hasta la fecha se han identificado más de 25 000 fitoquímicos dentro del reino vegetal, y sólo en tiempos recientes se han catalogado como fundamentales para la salud. Lo sorprendente es que también se encuentran en animales, como vacas de libre pastoreo, las cuales consumen una amplia gama de alimentos vegetales con una buena densidad nutricional. Si bien la deficiencia de estos fitoquímicos podría no resultar en enfermedades agudas —como escorbuto, raquitismo o desnutrición proteínica—, sí puede conducir a enfermedades por deficiencias en estado latente prolongado, como cardiopatía, diabetes, hipertensión, obesidad, demencia, depresión y otras más.

La única forma de sacar provecho de estos compuestos capaces de combatir enfermedades es enfocarnos en la calidad de nuestra comida. Los alimentos vegetales de muchos colores, las carnes orgánicas y de libre pastoreo, y los pescados salvajes grasos tienen una abundancia de compuestos que protegen a las células y repelen a los invasores. Si consumes alimentos industrializados, aun si se trata de verduras, tu dieta se verá reducida. Las verduras orgánicas son más densas en nutrientes. Las reses de granjas industriales, alimentadas con una dieta simplificada de maíz, excremento de vaca, dulces y partes molidas de animales producen carne que conduce a la inflamación y la enfermedad. El ciervo salvaje o las reses criadas de manera regenerativa que pastorean sobre decenas de plantas medicinales producen una carne que tiene un efecto opuesto.

Cada vez que tomes un bocado de tu comida, considera que estás programando tu biología para la salud o para la enfermedad. Cuando comes alimentos saludables, estás, de hecho, comiendo medicina.

La dieta pegana se basa en la medicina funcional

El descubrimiento más grande de los últimos 50 años es que los alimentos son una medicina con el poder de prevenir, tratar y hasta revertir la mayoría de las enfermedades crónicas (y rápidamente). La medicina tradicional en su mayoría no hace caso de este descubrimiento. ¿Existe un modelo médico de tratamiento de enfermedades y creación de la salud que incorpore este nuevo conocimiento? Sí. Se llama *medicina funcional*. Es lo que he estado ejerciendo durante casi 30 años con impresionantes resultados que han transformado vidas. Quienes ejercen la medicina funcional comprenden que lo que pones en tu tenedor es más poderoso que cualquier otra cosa que puedas encontrar en la caja de una prescripción. Funciona mejor, más rápido y a un menor costo, y todos los efectos secundarios son buenos.

El cuerpo es un ecosistema biológico, una red de sistemas interconectados que interactúan de forma dinámica. En la medicina convencional se puede decir que hay un problema con tu corazón, hígado, cerebro o colon, por ejemplo. Las enfermedades dentro de cada órgano se perciben como aisladas y desconectadas del resto del cuerpo. En la medicina funcional no vemos el cuerpo como una colección de órganos aislados; en cambio, el cuerpo es una gran red de sistemas. Tratar una enfermedad implica tratar todos estos sistemas o las causas de raíz del desequilibrio. La medicina funcional es la ciencia de crear la salud, no simplemente hacerse cargo de los síntomas.

¿Cómo atiendes la causa de raíz y creas salud? Simple. Sacas lo malo. Añades lo bueno. La inteligencia natural del cuerpo y sus mecanismos de curación hacen el resto. Empezamos eliminando la causa (o causas) y luego reemplazamos lo que el cuerpo necesita para prosperar. Casi todas las enfermedades (fuera de las condiciones genéticas dominantes heredadas, como el síndrome de Down) comparten las mismas contadas causas: toxinas (internas y externas, como pesticidas, herbicidas, plásticos, metales pesados y otros), alérgenos (medioambientales y alimentarios), microbios (desequilibrios bacterianos —sobre todo en el microbioma—, además de virus, parásitos, lombrices y garrapatas), una dieta inadecuada y estrés (físico o psicológico). Estos precursores de enfermedades interactúan con tus genes y todas tus redes biológicas básicas: intestino, sistema inmunológico, hormonas, química cerebral, sistema de desintoxicación, producción de energía, circulación y hasta tu estructura corporal (células, membranas, músculos, huesos). Lejos de los detonantes de la enfermedad, existen ingredientes necesarios para la salud: comida de verdad, nutrientes, hormonas, luz, agua, aire, descanso, sueño, movimiento, amor, conexión, significado y propósito. Se trata de materias primas, cada una necesaria en un balance adecuado —distinto entre un individuo y otro—, para crear un ser humano sano. Generar salud es sólo cuestión de identificar y eliminar los factores desencadenantes, y reemplazarlos con los ingredientes necesarios.

Resulta que la comida es el mayor precursor de desequilibrios en tu red biológica y el más grande instrumento para un cambio rápido, la reversión de la condición y la creación de la salud. Mientras que la mayoría de los médicos no ha visto el poder de los alimentos, sobre todo porque no se les entrenó en el uso de la comida como medicina, yo he visto milagros a lo largo de décadas, lo mismo que miles de colegas de medicina funcional. Y ni siquiera me gusta llamarles milagros. Son resultado de aplicar los últimos avances para comprender cómo funciona realmente nuestro cuerpo, no de la forma como nos enseñaron en la escuela de medicina. Las enfermedades autoinmunes desaparecen, la depresión se desvanece, las migrañas se evaporan, la psoriasis y el eczema se quitan, la memoria de pacientes con Alzheimer mejora y la diabetes tipo 2 se esfuma en cuestión de semanas. No son anomalías ni remisiones espontáneas, sino resultados reproducibles, basados en aplicar la comida como un medicamento dentro del modelo de la medicina funcional.

La comida es el implemento más importante en mi caja de herramientas médicas. Funciona más rápido y mejor y es más barata que las medicinas. Aplicar comida en lugar de medicamentos es la base de la medicina funcional. Pero no tienes que consultar con un doctor en medicina funcional para comprender cómo usar la comida como tal. La dieta pegana se creó para ayudar a cualquiera, en cualquier parte, a comprender el poder de la nutrición y tomar medidas para acercarse a una mejor salud hoy mismo. Tu cuerpo ingiere diariamente kilos de materiales extraños. Si todas las calorías fueran iguales, no importaría qué comes. Pero no lo son. La comida lleva consigo moléculas de información, instrucciones y un código que programa tu biología para bien o para mal con cada bocado. Los alimentos industriales estimulan la inflamación, disparan el estrés oxidativo, promueven desequilibrios hormonales y en la química cerebral, sobrecargan tu sistema de desintoxicación, merman tu energía, dañan tu microbioma y cambian tu expresión genética para encender genes causantes de enfermedades. Los alimentos reales, enteros, con nutrientes y fitonutrientes en abundancia, hacen lo contrario: calman la inflamación, incrementan los sistemas antioxidantes, equilibran las hormonas y la química cerebral, estimulan la desintoxicación, aumentan la energía, optimizan tu microbioma y encienden los genes que promueven la salud y previenen las enfermedades.

La comida incide en todos estos sistemas o redes centrales en el cuerpo. La dieta pegana combina lo último en la ciencia de los alimentos como medicinas y de las estrategias para optimizar los sistemas, lo que hace de ésta una forma práctica de comer para vivir.

La dieta pegana te salva a ti y al planeta

Comer es un acto agrario, medioambiental y político, no sólo personal. Lo que comemos afecta cómo se cultiva la comida, qué alimentos se cosechan y qué métodos agrícolas se emplean. ¿Nuestra comida se cultiva de formas que produzcan los alimentos más densos nutricionalmente, conserven agua, nutran los suelos, reviertan el cambio climático y aumenten la biodiversidad de plantas, insectos y animales? ¿O la producción de nuestra comida conduce a la enfermedad y la destrucción medioambiental? La dieta pegana, en pocas palabras, es una *dieta regenerativa*, una que regenera la salud humana y planetaria. Dicho de otra manera, no importa qué esquema alimentario elijamos, todos deberíamos ser *regeneratianos*. Me parece que es algo en lo que todos podemos estar de acuerdo: una dieta que nos sane, que sane el medioambiente y revierta el cambio climático. Convertirte en regeneratiano bien podría salvarte a ti y al mundo.

El sistema alimentario es la causa número uno del cambio climático, el deterioro de los suelos (nos quedan 60 cosechas nada más, según informan las Naciones Unidas), el agotamiento del agua fresca y la pérdida de la biodiversidad de plantas, animales, polinizadores, insectos y hasta de la microbiología de la tierra. Nuestro sistema alimentario, el cual involucra la deforestación, la erosión de los suelos, la industrialización de las granjas de animales, el daño agroquímico a la tierra, el transporte, la refrigeración y el desperdicio de comida, contribuye alrededor de 50% de todas las emisiones de gas de efecto invernadero. Por ejemplo, los suelos son el sumidero de carbono más grande del planeta, mucho más que las selvas. Pueden retener hasta tres veces la cantidad de carbono que se encuentra actualmente en la atmósfera, que es de un billón de toneladas. De hecho, de ese billón de toneladas de carbono que promueve el cambio climático, un tercio proviene de la pérdida del carbono en los suelos por efecto de la erosión y la destrucción de la biota del suelo. Los 180 000 millones de kilogramos de fertilizantes nitrogenados son otro gran promotor del cambio climático. Producirlos requiere alrededor de 2% de toda la producción de combustibles fósiles en el mundo (en su mayoría en la forma de gas natural extraído por fractura hidráulica). Cuando se aplican a los suelos, los fertilizantes nitrogenados matan a los microorganismos y producen óxido nitroso, un gas de efecto invernadero 300 veces más potente que el dióxido de carbono.

Tales problemas comienzan con nuestro sistema alimentario, al igual que las soluciones. En mi libro *Come mejor, salva al planeta. Cómo recuperar nuestra salud, economía, comunidad y a nuestro planeta... un bocado a la vez* desarrollé con todo detalle ambos, los problemas y las soluciones. Y estoy trabajando para cambiar las políticas que promueven el sistema con la Campaña Food Fix (foodfix.org). El primer paso crucial es volvernos regeneratianos (más al respecto en el "Principio 9: aliméntate como un regeneratiano"). Entre más personas exijan un cambio, más cambiará el sistema.

Las grandes compañías han intervenido donde el gobierno no, financiando granjas convencionales para que adopten la agricultura regenerativa. Esta forma de producir alimentos es el antídoto para nuestro sistema agrícola actual, el cual produce cantidades masivas de cultivos básicos que enferman a los humanos y al planeta. La agricultura regenerativa genera comida de una manera que restaura los suelos, conserva el agua, incrementa la biodiversidad, revierte el cambio climático, produce alimentos de calidad con una mayor densidad de nutrientes y fitonutrientes, a la vez que representa una ganancia mucho más elevada para los agricultores y vuelve sus granjas resistentes a la sequía, las inundaciones y el impacto climático. En pocas palabras, detiene el ciclo de destrucción.

Las grandes empresas de la industria agrícola nos asustan haciéndonos creer que sin ellas no podemos alimentar a la creciente población mundial. La ciencia no apoya esta afirmación. De hecho, los agroecosistemas regenerativos localizados se pueden escalar a nivel global y son la única solución verdadera para la producción de comida en el futuro. La agricultura regenerativa es el futuro de la alimentación. Y cada uno de nosotros podemos tener un papel en ella.

La dieta pegana es una forma inclusiva y flexible de comer para vivir

Por último, la dieta pegana es una forma de comer para vivir. La mayoría de las dietas fracasa porque son restrictivas, confusas y nos dejan sintiéndonos avergonzados cuando tenemos una recaída. La dieta pegana es sustentable porque no se trata de ser perfectos, sino de alimentar tu cuerpo con comida nutricionalmente densa 90% del tiempo y dejar espacio para antojos y postres (pero que también sigan siendo comida real). Yo no soy perfecto y no espero que nadie más lo sea. Todos tenemos familias, eventos sociales, fiestas donde queremos disfrutar una margarita y una rebanada de pastel. Nos podemos alimentar bien, cuidar nuestro cuerpo y disfrutar los placeres de la vida. Sentar las bases para tu éxito involucra incorporar los hábitos correctos, involucrar a tu familia y aprender a cocinar —te aseguro que se puede volver la actividad favorita de cualquiera—.

He probado casi todas las dietas por mí mismo (y con mis pacientes). He sido vegano, paleo, he comido mucha grasa, poca grasa, comida cruda, lo que se te ocurra. Me he dado cuenta de que no tienes que definir tu dieta. En cambio, haz lo que te haga sentir bien. Escucha a *tu* cuerpo. En la dieta pegana creé una serie de principios razonables y sencillos para guiarte, y espero que todos comamos así un día sin la necesidad de darle un nombre. Quiero que la dieta pegana sea sustentable para cualquiera, en cualquier parte. Si comes carne, puedes seguir esta dieta. Si no comes carne, puedes seguir estos principios. Si apenas comienzas tu viaje hacia la salud, ¡es un buen lugar donde empezar! Si has experimentado con muchas dietas, pero sigues frustrado o confundido, o no te sientes bien, esta dieta es para ti.

Comer es el acto más importante que realizamos todos los días. Es un acto que nos conecta con la naturaleza, con los ciclos ecológicos, las funciones biológicas y, por supuesto, unos con otros. Somos parte de una inmensa red natural que provee las materias primas para crear una vida vibrante y sana.

En las siguientes páginas encontrarás 21 principios prácticos para reconquistar tu salud en un mundo nutricionalmente confuso, los cuales construyen un mapa que te guiará hacia un método personalizado para comer de una manera beneficiosa para ti, tu familia, tu comunidad y el planeta. Y, sobre todo, que sea deliciosa, nutritiva y placentera.

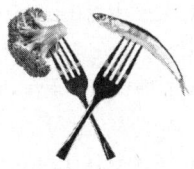

Principio 1
Utiliza la comida como medicamento

Los alimentos vegetales y animales tienen una amplia variedad de moléculas que influyen en cada aspecto de nuestra biología: proteínas; grasas; carbohidratos; vitaminas; minerales; fibras solubles, insolubles y resistentes; prebióticos; probióticos; antioxidantes; fitoquímicos, y hasta los micro-ARN, el material genético de las plantas, el cual absorbemos y se comunica con nuestro propio ADN. Los alimentos no están conformados por ingredientes, sino por compuestos complejos, todos los cuales influyen dramáticamente en nuestra biología. Piensa en las implicaciones de cada uno de los bocados que comes. Literalmente estás programando tu software biológico para bien o para mal. La mayoría de la gente no comprende el vínculo entre lo que come y cómo se siente, o entre la comida y la miríada de padecimientos a los que los seres humanos somos propensos. Esta incomprensión ha resultado en una creciente dependencia a los médicos, las prescripciones y, finalmente, a los hospitales para que nos rescaten de decisiones alimentarias dañinas. Si aprendes a ver la comida como instrucciones que inciden en todos los aspectos de tu biología y aprendes a combinar este conocimiento con la alegría de cocinar, no habrá más que placer y curación.

La medicina funcional, la ciencia de crear salud, se enfoca en la causa de raíz de la enfermedad, y la comida casi siempre tiene un papel tanto en el origen como en la cura. Si un médico atiende a un paciente que se queja de desesperanza, tristeza, problemas para dormir, poco deseo sexual y falta de apetito, le diagnostica depresión. Pero "depresión" es sólo el concepto que le damos a la gente que presenta dichos síntomas. No le dice nada sobre las causas de sus síntomas, las cuales podrían ser muchas. El tratamiento prescrito es un antidepresivo, pero la depresión no es una deficiencia de Prozac. En la medicina convencional, la reflexión se acaba con el diagnóstico. En la medicina funcional, la reflexión comienza con el diagnóstico. La depresión, por ejemplo, puede ser provocada por una baja función tiroidea, enfermedad celiaca, deficiencia de vitamina B_{12}, deficiencia de vitamina D, antibióticos que alteran el microbioma, toxicidad por metales pesados, deficiencia de omega-3 e incluso resistencia a la insulina (por demasiados almidones y azúcares). Cada una de estas causas requiere un tratamiento muy distinto.

En la medicina funcional no dividimos el cuerpo en órganos aislados: vemos el funcionamiento de siete sistemas diferentes. Casi todas las 155 000 enfermedades listadas en el sistema de clasificación de padecimientos conocido como ICD-10 son provocadas por desequilibrios en estos siete sistemas interconectados. Arregla los sistemas y arreglarás el problema. ¿Cómo hacerlo? Empieza con la comida. Puedes comer para revertir las deficiencias. Puedes comer para sanar tu intestino, reducir la inflamación, incrementar tu función inmunológica, equilibrar tus hormonas y estimular tu sistema de desintoxicación. Puedes comer para fortalecer tus huesos y músculos.

A continuación te comparto una visión general de cada uno de estos siete sistemas de la medicina funcional y de qué manera puedes emplear la comida como medicamento, o como me gusta decir, encontrar en ella tu farmacia.

El microbioma intestinal

Tu microbioma intestinal, el mágico reino de los microbios que viven dentro de ti, quizá sea el órgano más importante de tu cuerpo. Un microbioma enfermo puede causar enfermedad cardiaca, cáncer, diabetes, obesidad, autismo, autoinmunidad, demencia, alergias, asma, fibromialgia, Parkinson y trastornos de la piel, como acné, eczema y psoriasis, sin mencionar todos los problemas digestivos, como intestino irritable, reflujo y colitis.[1] Los bichos malos en nuestro intestino proliferan por dos razones: no comer suficiente comida que alimenta a los buenos y comer demasiada que altera el intestino. El peor culpable en lo referente a lastimar el intestino es el gluten. El trigo moderno tiene un exceso de poderosas proteínas inflamatorias llamadas gliadinas, las cuales crean un intestino permeable y disparan la inflamación y los desequilibrios en la flora intestinal. El intestino permeable también se conoce como un incremento en la permeabilidad intestinal. La superficie de tu pared intestinal es del tamaño de una cancha de tenis. Y es del grosor de una sola célula... ¡Una célula entre la alcantarilla y tú! El pegamento que mantiene todas las células en su lugar se descompone, creando pequeños huecos que permiten a las proteínas alimentarias y los productos bacterianos "colarse" hacia el torrente sanguíneo e interactuar con el sistema inmunológico (del cual tenemos 60% justo bajo la pared intestinal). Esto produce inflamación en cada sistema del cuerpo. El azúcar, el exceso de almidones, la comida procesada y los aceites vegetales refinados también alimentan a los bichos malos y conducen hacia un intestino permeable y la inflamación generalizada del cuerpo, lo cual provoca muchas enfermedades crónicas. El azúcar, los almidones y las grasas malas son lo que Estados Unidos y casi todo el mundo come. Suman alrededor de 60% de nuestras calorías.

¿Existe una dieta para sanar el intestino? Por supuesto. En primer lugar, los bichos buenos necesitan toda clase de fibra para proliferar. Las fibras más esenciales se llaman prebióticos. Ciertos alimentos tienen altos niveles, entre ellos las alcachofas, espárragos, plátanos machos, algas y otros. Todos los alimentos ricos en fibra ayudan a mantener tu jardín interno sano: verduras, frutas, nueces, semillas, granos enteros y leguminosas.

Además de la fibra, los probióticos son esenciales para el funcionamiento intestinal sano. Podrías tomar un suplemento probiótico, pero también puedes obtenerlos de alimentos fermentados, como chucrut, pepinillos, tempeh, miso, natto y kimchi.

Tu intestino además necesita nutrientes específicos para funcionar bien. El zinc, en alimentos como las semillas de calabaza y los ostiones, es necesario para el funcionamiento de las enzimas digestivas. Las grasas omega-3 de pescados como las sardinas y el arenque son necesarias para regular la inflamación y sanar el intestino permeable. La vitamina A, de fuentes como hígado de res, hígado de bacalao, salmón y queso de cabra, también es necesaria para la salud intestinal y para regular la función inmunológica intestinal. Los alimentos con colágeno, como el caldo de huesos, contienen *glucosaminoglicanos*, los cuales ayudan a sanar el intestino. La kudzu, una raíz japonesa, también es un alimento poderoso para calmar el intestino.

En el principio 15 compartiré nuevas investigaciones sobre el papel de los polifenoles en la salud intestinal y cómo iniciar un protocolo para curar el intestino. La comida es el regulador más importante de tu microbioma. Si alimentas bien tu intestino, te estarás preparando para una salud óptima.

El sistema inmunológico y el sistema inflamatorio

La inmunidad ha sido un tema central para todos desde que empezamos a ver los espeluznantes efectos del covid-19 en 2020. Quienes son obesos o están crónicamente enfermos (ambos estados inflamatorios) tienen mayor riesgo de enfermedades severas y muerte. ¿Qué alimentos provocan preinflamación y ocasionan enfermedades crónicas? Los mismos alimentos perjudican cada sistema en el cuerpo; las grasas malas, los azúcares refinados, el exceso de almidones, la comida procesada, los lácteos convencionales y la comida de poca calidad promueven la inflamación. En toda la comida procesada se ocultan azúcares y almidones. Crean una reacción en cadena que dispara la glucosa, lo que a su vez provoca un pico de insulina y esto promueve la resistencia a esta última. Entre más azúcar y almidones comas, mayores serán tus niveles de insulina. A mayor insulina, más reserva de grasa, más inflamación, más apetito, más supresión inmunológica. En conjunto, la pérdida de flora intestinal sana, un exceso de alimentos nocivos para el intestino y depender de medicamentos resulta en un intestino permeable, lo que causa un aumento de sensibilidades alimentarias y alergias alimentarias, todas promotoras de inflamación. Las sensibilidades alimentarias más comunes son al gluten y a los lácteos.

La solución: Reduce los almidones y los azúcares, prueba con una dieta de eliminación (tres semanas sin gluten ni lácteos) y enfócate en los alimentos antiinflamatorios. Muchos de los más de 25 000 fitoquímicos en la comida son potentes antiinflamatorios. ¿Cuál es el mejor lugar para encontrar estos compuestos? Frutas y verduras. Alimentos como las especias y ciertos aceites también son poderosos antiinflamatorios. El aceite de oliva virgen extra contiene oleocantal, por ejemplo, el cual activa los mismos receptores antiinflamatorios que el ibuprofeno, sin todos los efectos secundarios. Usar cúrcuma, jengibre y romero con tu carne puede neutralizar la inflamación potencial.[2] Los ácidos grasos omega-3 encontrados en alimentos salvajes, como el pescado, los mariscos y algunas nueces y semillas, son esenciales para una adecuada función inmunológica. Los hongos, como el shiitake, maitake, reishi, chaga, cola de pavo y cordyceps, contienen compuestos inmunorreguladores y anticarcinógenos llamados polisacáridos. Y los alimentos ricos en vitaminas y minerales aumentan la inmunidad y disminuyen la inflamación, entre ellos, los que contienen vitamina C, zinc, selenio y vitamina D. Esta última por sí sola regula cientos de genes que afectan la inflamación y la inmunidad. Así que una comida que incluya guayaba y perejil (vitamina C), semillas de calabaza y ostiones (zinc), nueces de Brasil y sardinas (selenio), además de hongos porcini y arenque (vitamina D) ¡es una supercomida antiinflamatoria que estimula la inmunidad! No sé qué prepararía alguien con todos estos ingredientes, pero entiendes la idea. Intenta incluir diario más de estos alimentos como apoyo inmunológico.

El sistema energético

La energía guardada en la comida en la forma de grasas, proteínas y carbohidratos se mezcla con oxígeno en las pequeñas fábricas dentro de nuestras células llamadas *mitocondrias*. La comida y el oxígeno producen entonces la forma de energía empleada por nuestro cuerpo, de nombre ATP. Es lo que enciende todo. Una vez que dejamos de producir energía, morimos. Algunos alimentos queman energía de manera limpia, mientras que otros crean muchas emisiones, las cuales dañan nuestros tejidos y células, y producen radicales libres que causan oxidación (similar al óxido) e inflamación. Nuestro cuerpo produce sus propios antioxidantes para protegernos del daño. Cuando comemos alimentos procesados en exceso, nuestro sistema antioxidante no puede hacerse cargo de todo.

Para crear energía a partir de la comida y el oxígeno, la línea de ensamblado en nuestras mitocondrias necesita vitaminas, minerales y otros nutrientes específicos: vitaminas B, coenzima Q10, carnitina, zinc, magnesio, selenio, grasas omega-3, ácido lipoico, acetilcisteína N, vitamina E, vitamina K, azufre y otros. Nuestra dieta moderna, carente de nutrientes, aporta muy pocos de estos impulsos mitocondriales. ¿Cómo cambiamos de una dieta sin energía a una dieta que la produzca? Come alimentos como moras azules, granada, carne de res de libre pastoreo, mantequilla, brócoli, sardinas, aceite de oliva virgen extra, aguacate y almendras. Una de las mejores fuentes de combustible para las mitocondrias es el aceite TCM (triglicéridos de cadena media), que se encuentra en el aceite de coco sin refinar. Es el combustible de quema más limpia preferido por tus mitocondrias y un excelente refuerzo para un buen rendimiento antes de hacer ejercicio. En ocasiones añado una cucharada de aceite TCM a mi café de la mañana para tener una energía constante y aumentar mi función cerebral.

El sistema de desintoxicación

Cuando escuchamos "detox", la mayoría de nosotros piensa en una rehabilitación de drogas o alcohol, o en dietas de moda "para limpiar". Pero el cuerpo tiene un sistema de desintoxicación muy sofisticado para manejar todo el desperdicio interno y las toxinas medioambientales. Imagina no bajar la palanca del inodoro una semana o que tu lavabo se tape unos cuantos días. Lo mismo ocurre en tu cuerpo cuando tu sistema de desintoxicación falla. Si tu hígado falla, no puedes procesar desechos y necesitas un trasplante de hígado. Si tus riñones dejan de trabajar, te enfermas severamente y mueres en una o dos semanas sin diálisis. Si tu colon se obstruye, bueno, ¡tú entiendes! Lo triste es que en este mundo moderno estamos expuestos a más toxinas que nunca antes por los químicos nocivos en la comida, el agua, el aire, los productos del hogar, los cosméticos y otros. Afortunadamente nuestra biología está diseñada para procesar desechos y toxinas. Sólo necesitamos tener especial cuidado en apoyar nuestro sistema de desintoxicación día con día.

El primer paso para incrementar la desintoxicación es beber agua limpia, filtrada. El agua contribuye a la eliminación de desechos a través de los riñones y el intestino. La fibra es esencial para ayudar a que los productos de desecho atraviesen rápidamente el colon. Nuestro hígado, sin embargo, necesita un poco más de ayuda. El hígado tiene muchas vías con nombres elaborados para sacar las toxinas del cuerpo, como metilación, glucuronidación, acetilación y conjugación de glutatión, y cada una necesita apoyo. El grupo de alimentos que más estimula las secuencias de desintoxicación es la familia de verduras crucíferas (brócoli, berza, kale, col, coles de Bruselas). Esta familia contiene compuestos con azufre que estimulan la producción de glutatión, el antioxidante maestro del cuerpo. El ajo y la cebolla también aportan el azufre necesario para la desintoxicación. Tener suficientes aminoácidos de las proteínas es esencial para alimentar estas secuencias. El té verde es un excelente desintoxicador, lo cual es muy probablemente la causa de que los japoneses puedan manejar la saturación de mercurio por tanto sushi. Los agentes quelantes del té verde se adhieren a los metales pesados. El hígado requiere niveles adecuados de vitaminas B_1, B_2, B_3, B_6, B_{12}, folato, manganeso, magnesio, zinc y selenio para facilitar todas las reacciones químicas necesarias para la desintoxicación. Dichos nutrientes se encuentran en la proteína animal, los productos del mar, las nueces, las semillas y las verduras verdes. El hígado también necesita una gran variedad de fitoquímicos, como flavonoides, y otros compuestos que se encuentran en hierbas y especias. La curcumina, que se encuentra en la especia india cúrcuma, es un superalimento que reduce la inflamación y el estrés oxidativo, y ayuda a desintoxicar.[3] El romero, el jengibre, el cilantro, las hojas de diente de león, el perejil, la cáscara de limón, los berros, la raíz de bardana y las alcachofas son poderosos desintoxicantes alimentarios que puedes sumar a tu dieta con regularidad.

El sistema circulatorio

En la actualidad el mayor asesino en el mundo son las cardiopatías, provocadas en su mayoría por resistencia a la insulina, prediabetes o diabetes tipo 2. Las arterias obstruidas pueden provocar ataques cardiacos, infartos, amputaciones en diabéticos y hasta demencia. Contrario a la creencia popular, no se trata de un problema de cañerías que puedes arreglar con un bypass o con tratamientos de plomería, como una angioplastia o stents. El colesterol por sí solo no es la cuestión. El problema se da cuando el cuerpo está inflamado y convierte el colesterol en frágiles placas que cubren nuestras arterias. Desafortunadamente la dieta moderna común está atestada de alimentos inflamatorios, como grasas malas, carne mala, azúcares y almidones. Por ejemplo, los estudios muestran que una sola comida rápida daña los vasos sanguíneos.[4] La buena noticia es que los fitonutrientes[5] y los antioxidantes[6] han demostrado ayudar a reducir los efectos de los alimentos ultraprocesados. Esto no quiere decir que puedes ingerir comida rápida siempre y cuando además consumas cosas buenas. Quiere decir que te enfoques en los alimentos ricos en fitonutrientes y antioxidantes, y comas menos (o nada de) alimentos promotores de enfermedades.

Los otros alimentos importantes para la salud vascular son los que incrementan el óxido nítrico, o NO, una molécula que ayuda a aumentar el flujo sanguíneo. El aminoácido arginina es precursor del NO, y las mejores fuentes alimentarias son semillas de calabaza, ajonjolí, nueces de Castilla, almendras, pechuga de pavo, frijoles de soya y algas. Las grasas omega-3 de pescados salvajes también ayudan a mejorar la salud vascular y previenen la formación de coágulos.[7] A todos nos han dicho que el aceite de oliva es uno de los alimentos más saludables del planeta para el corazón. Resulta que los beneficios del aceite de oliva probablemente se deben al efecto de los polifenoles en la función endotelial ya que reducen la inflamación de los vasos sanguíneos.[8] Son unos cuantos ejemplos de cómo la comida puede protegerte contra una de las enfermedades de mayor mortandad en el mundo.

El sistema de comunicación: hormonas y neurotransmisores

Tenemos un sistema de comunicación bellamente afinado que envía mensajes constantemente a lo largo del cuerpo. Este sistema de comunicación incluye nuestras hormonas y neurotransmisores. Cuando suenan desafinados, como instrumentos en una orquesta sinfónica, se dan las enfermedades. La depresión, la ansiedad, la resistencia a la insulina, la fatiga crónica. El síndrome premenstrual, el síndrome de ovario poliquístico, la disfunción sexual. El cáncer de seno, cérvix y útero. La baja libido y la disfunción eréctil. Entiendes la idea. No es agradable.

He escrito muchos libros sobre hormonas y comida. El trastorno hormonal más grande que enfrentamos es la resistencia a la insulina. Una de cada dos personas en Estados Unidos tiene prediabetes o diabetes tipo 2, y 75% tiene sobrepeso. Esto es resultado de las montañas de azúcares y harinas que consumimos, lo cual conduce a niveles elevados de glucosa e insulina, que provocan a su vez un efecto dominó. Hace que el exceso de calorías se convierta en células adiposas que producen entonces mensajeros para incrementar el apetito, desacelerar el metabolismo, impedir la quema de grasa y provocar que se dispare la inflamación. En el caso de las mujeres, demasiada insulina convierte el estrógeno en testosterona, lo cual desemboca en algo engañosamente llamado síndrome de ovario poliquístico. No es un problema ovárico. Es un problema alimentario. La testosterona extra en las mujeres produce pérdida de cabello, vello facial, acné e infertilidad. En el caso de los hombres, la testosterona se convierte en estrógeno, por lo que los hombres con grandes vientres muchas veces tienen senos masculinos y pierden el vello de su cuerpo. La misma dieta alta en azúcares y almidones también dispara las hormonas cortisol y adrenalina. Cuando comes una dieta cargada de azúcar y almidón, tu cuerpo literalmente lo percibe como un estresor, igual que si te persiguiera un tigre. La adrenalina y el cortisol aumentan, empeorando la resistencia a la insulina e incrementando el ansia de consumir azúcar y almidón.

En mi práctica equilibro las hormonas atendiendo la resistencia a la insulina, primero aplicando la dieta pegana, una dieta de bajo índice glucémico con alimentos enteros, grasas buenas, abundantes plantas y fibra. Para las mujeres que lidian con un predominio de estrógeno (lo cual conduce a cáncer y síndrome premenstrual), yo trabajo manteniendo un microbioma sano al aumentar las fibras (por ejemplo, linaza), las cuales desintoxican y eliminan el exceso de estrógeno. Para los hombres con poca testosterona, disminuimos el azúcar y aumentamos las grasas saludables. Yo elevé significativamente mi testosterona cuando reduje los almidones y comí más grasas saludables en forma de nueces, semillas, aguacate, aceite de oliva y carnes de libre pastoreo.

La función tiroidea también se ve afectada por lo que comemos. Nuestra tiroides regula casi todas las funciones en el cuerpo relacionadas con el metabolismo, la energía e incluso las hormonas. Uno de cada diez hombres y una de cada cinco mujeres tienen menor función tiroidea. El gluten, demasiados licuados con kale cruda (las verduras crucíferas crudas pueden bloquear la función tiroidea) y dietas bajas en zinc, selenio, vitamina D y yodo pueden disparar una función tiroidea reducida. Las toxinas medioambientales que suelen aparecer en nuestra comida, como pesticidas y mercurio, también dañan nuestra tiroides. Añadir alimentos ricos en zinc (semillas de calabaza y ostiones), selenio (sardinas y nueces de Brasil), vitamina D (arenque y hongos porcini) y yodo (algas y pescados) puede ayudar a optimizar la función de la tiroides.

Son unos cuantos ejemplos de las formas en que los alimentos afectan nuestras hormonas. La dieta pegana es esencial para que haya una buena comunicación y equilibrio entre todas nuestras células y sistemas.

La membrana celular y la estructura musculoesquelética

Cada célula en nuestro cuerpo se renueva cada siete años. Algunas diario, otras semanalmente y unas cuantas necesitan más tiempo. ¿Alguna vez te has preguntado cómo creamos nuevas células, órganos, tejidos, piel, músculos, huesos y hasta células cerebrales? No sólo las fabricamos de la nada. Las materias primas vienen de lo que comemos. ¿Quieres estar hecho de Doritos, o de un filete de libre pastoreo? ¿De Coca-Cola, o de moras azules silvestres? Nuestra estructura corporal, la cual determina nuestro funcionamiento, depende de la comida para aportar los componentes necesarios: las proteínas, grasas y minerales que conforman quienes somos. Lo gracioso es que no estamos hechos de carbohidratos y no se consideran un nutriente esencial. Si eres una mujer sana y delgada, tu cuerpo se compone de hasta 55% de agua, 16% de proteína, 23% de grasa, 6% de minerales, menos de 1% de carbohidratos y pequeñas cantidades de vitaminas. El problema es que nuestra dieta procesada incluye entre 50 y 60% de carbohidratos, la mayoría en forma de almidones refinados de baja calidad y azúcares, las materias primas de la comida procesada.

Para respaldar nuestras células, órganos, músculos y huesos necesitamos alimentos de la mejor calidad. Necesitamos comer grasas saludables —nuestro cerebro es 60% grasa, nuestra mielina está hecha enteramente de grasa, cada célula entre los 10 billones que tenemos está envuelta en una pequeña membrana grasa. Necesitamos proteína de calidad. El cuerpo crea la mayoría de sus moléculas importantes a partir de ella, incluidos músculos, células y moléculas inmunológicas. El mejor tipo de proteína para construir músculo es otro músculo: proteína animal. Puedes obtener proteína de alimentos vegetales, pero la calidad es menor y las plantas tienen niveles menores de los aminoácidos clave (aminoácidos de cadena ramificada, como la leucina) esenciales para sintetizar músculos nuevos. Comentaré más al respecto en el principio 14. Por último, necesitamos todas las vitaminas y minerales requeridos para construir tejidos, músculos y huesos, entre ellos vitamina D, vitamina K, calcio, magnesio y más.

Conclusión del principio 1

1. **Todo lo que comes tiene un efecto en cada nivel de tu salud.** Puedes comer para generar músculo, para construir huesos fuertes, para obtener energía, para equilibrar tus hormonas, para sanar tu intestino, para estimular tu inmunidad, para mejorar tu salud cardiaca y todo lo demás. La próxima vez que le des un mordisco a algo, pregúntate si estás de acuerdo con que se vuelva una parte de ti a largo plazo. Si no, no te lo comas y busca en cambio ingredientes de la mejor calidad (y, por cierto, sabor y calidad sí van de la mano). Todo (nuestra salud, nuestras comunidades, nuestro planeta) está conectado con lo que comemos (o no comemos). Conforme avancemos en los demás principios de la dieta pegana, impregnados de la ciencia de la medicina funcional, aprenderás formas prácticas de usar la comida como tu farmacia personal.

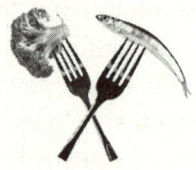

Principio 2
Come un arcoíris

Mi amigo Michael Pollan dice: "Come comida, no demasiada, y sobre todo plantas". La base de toda alimentación sana, incluida la dieta pegana, es volverla rica en alimentos vegetales. Considera que dice rica en alimentos vegetales, no basada en. Que tenga alimentos vegetales en abundancia quiere decir que la mayor parte de tu dieta consiste en plantas, con la adición de proteína adecuada de alta calidad y grasas saludables. Los alimentos vegetales son densos en nutrientes; muchos nutrientes, pocas calorías. Contienen dos ingredientes singulares: fibra y fitonutrientes. Resulta que ambos componentes, los cuales se encuentran únicamente en las plantas, son de vital importancia para optimizar tu microbioma intestinal y crear un funcionamiento sano en todos los sistemas de tu cuerpo. Si no los consumes, no desarrollarás una enfermedad por deficiencias, como el escorbuto o el raquitismo, pero es muy probable que sí padezcas alguna enfermedad crónica.

El poder de los fitoquímicos

Si los alimentos son medicina, piensa en los alimentos vegetales como la medicina más poderosa en tu farmacia, con su inmensa variedad de colores en representación de sus más de 25 000 químicos beneficiosos. Quizá hayas escuchado de estos fitoquímicos o fitonutrientes antes. Incluyen los polifenoles, el resveratrol, los flavonoides, los isoflavonoides, los terpenoides y los carotenoides, por nombrar algunos, y tienen un papel muy significativo en la creación de una salud óptima y la prevención de enfermedades. Tales compuestos benefician nuestra biología en cientos de formas. Incrementan la inmunidad, reducen la inflamación y tienen efectos anticarcinógenos y rejuvenecedores.[9] Considera el brócoli, por ejemplo, digno de su reputación promotora de la salud. Es una excelente fuente de fitonutrientes, llena de sulforafano, glucosinolatos, clorofila, carotenoides, todos los compuestos antioxidantes, desintoxicantes y que combaten el cáncer y todas las enfermedades.[10] Estudios han descubierto que comer dos tazas de brócoli a la semana puede reducir el riesgo de cáncer. Los compuestos en el brócoli también ayudan a disminuir el colesterol malo, mejoran la digestión y la salud ocular, y reducen la inflamación generalizada del cuerpo. Lo que tal vez te sorprenda es que estos fitoquímicos se encuentran en alimentos animales en cantidades significativas cuando los animales están en libertad para consumir una multitud de pastos y plantas salvajes (ve el principio 5).

¿Por qué las plantas son tan ricas en fitoquímicos? No los crean para nuestro beneficio, aunque nos los apropiemos para optimizar nuestra biología. Los fitoquímicos encontrados en las plantas comestibles del reino vegetal son el sistema de mensajería de las plantas, un medio de protección, defensa y supervivencia. Estos compuestos frenan plagas, evitan que se las coman, incrementan su resistencia y hasta envían mensajes a otras plantas, animales y los billones de microbios y hongos que habitan el suelo. Las medicinas antioxidantes, antiinflamatorias, desintoxicantes, anticarcinógenas y repelentes de enfermedades se anuncian gracias a sus brillantes colores. Todos deberíamos comer un arcoíris de colores (que no sean Skittles ni M&M's) con regularidad: plantas rojas, verdes, amarillas, naranjas y moradas, incluso las raras que nunca antes hayamos probado.

Piensa en todas las plantas de distintos colores que ves en el supermercado y los cientos de plantas que podríamos consumir. Nuestros ancestros cazadores-recolectores comían más de 800 variedades de alimentos vegetales. Hoy en día, 15 cosechas suman 90% de nuestro consumo alimentario, y a nivel global hay tres cosechas que componen dos tercios de nuestras calorías: el trigo, el maíz y el arroz.

Los lineamientos nutricionales de Estados Unidos recomiendan un mínimo de tres tazas de verduras al día (o cinco a nueve porciones de frutas y verduras, donde una porción es media taza). La cantidad óptima debería ser entre seis y ocho tazas, o 12 a 18 porciones. Sólo 0.9% de los adolescentes, 2.2% de los hombres y 3.5% de las mujeres consumen las cantidades recomendadas. Las verduras que los estadounidenses aman no califican como fuentes medicinales, ni de cerca. Las cinco verduras principales son papas (como papas a la francesa), jitomates (en la forma de cátsup), cebollas, lechuga iceberg y maíz. A excepción de la cebolla, ¡no es el grupo más sano!

Entendemos que las frutas y las verduras son buenas para nosotros, pero muchos no sabemos cuáles comer ni por qué. El principio 2 es un curso intensivo para comprender cómo los compuestos medicinales que contribuyen a la salud se expresan por medio de los colores del arcoíris.

Colores de frutas y verduras, y sus propiedades[11]

Color	Alimentos	Fitoquímicos	Beneficios
Rojo	Manzana, jitomate, naranja sanguina, cereza, arándano, toronja, granada, frambuesa, grosella, pera roja, ciruela roja, fresas, sandía, achicoria, rábano, betabel, pimiento morrón rojo, col morada, ruibarbo, cebolla morada	Antocianinas, carotenoides, ácido elágico, elagitaninos, flavonas, licopeno, floretina, quercetina	Antiinflamatorio, actividad antioxidante general, modulación inmunológica
Anaranjado	Chabacano, naranja, melón cantalupo, kumquat, mandarina, mango, nectarina, papaya, maracuyá, durazno, pérsimo, tangerina, zanahoria, pimiento morrón naranja, calabaza, camote, cúrcuma, ñame	Alfacaroteno, betacaroteno, betacriptoxantina, bioflavonoides, carotenoides, curcuminoides	Antioxidantes para tejidos liposolubles, modulación endocrina, apoyo a la fertilidad
Amarillo	Pera asiática, limón amarillo, piña, plátano, carambola, papa, calabaza (bellota, mantequilla,	Gingerol, luteína, nobiletina, fibras	Movilidad y regulación gástrica,

Color	Alimentos	Fitoquímicos	Beneficios
Amarillo	espagueti, de verano, de invierno), pimiento morrón amarillo, cebolla amarilla	prebióticas, rutina, zeaxantina	impacto glucémico, apoyo al microbioma intestinal
Verde	Aguacate, col de Bruselas, manzana verde, limón verde, aceituna, pera, alcachofa, espárrago, pimiento verde, bok choy, brócoli, col verde, apio, pepino, edamame, ejote, hojas verdes (de betabel, acelgas, berza, de diente de león, espinacas, de nabo), okra, romero y diversas hierbas, chícharo, berro	Oleuropeína, fitoesteroles, silimarina, sulforafano, taninos, teaflavinas, tirosol, vitexina	Antioxidante, soporte vascular, apoyo a una circulación y metilación sanas
Azul	Zarzamora, mora azul, mora de Boysen, higo, arándano azul, ciruela pasa, uva morada, pasa, berenjena, ciruela, pimiento morrón morado, zanahoria morada, col morada, kale morado, papa morada	Antocianidinas, flavonoides, ácido fenólico, proantocianidinas, pterostilbeno, resveratrol, estilbenos	Antioxidante, apoyo cognitivo, equilibrio de estado de ánimo sano, participan en la salud neuronal

Hay por lo menos 70 alimentos distintos listados en esta tabla. Cuando se trata de comer nuestra medicina, las opciones son infinitas. No obstante, muchos nos quedamos con las mismas tres o cuatro frutas y verduras cada semana: plátanos, naranjas, lechuga iceberg o romana. Te invito a expandir tu dieta de frutas y verduras para incluir grandes fuentes nutricionales de muchos colores.

Si estás lidiando con diabetes, grasa abdominal, problemas para perder peso o disbiosis intestinal, podrías necesitar enfocarte en frutas y verduras de bajo índice glucémico. Busca las que tengan poca azúcar y muchos fitonutrientes, como las moras, y limita tu fruta a media taza al día o una pieza de fruta al día. El balance perfecto en la comida sería combinar densidad nutricional con carga glucémica. Frutas como uvas, plátanos y fruta seca se encuentran en la parte superior de la tabla de carga glucémica pesada. Si no tienes problemas de disfunción intestinal, grasa abdominal ni diabetes, disfrútalas de vez en cuando, pero no como alimentos básicos. En cambio, enfócate en otras frutas, como moras, manzana, kiwi y granada, alrededor de una taza, una o dos veces al día.

Algunas de las mejores frutas tienen muy poca azúcar e incluyen grasas beneficiosas: coco, aguacate y aceitunas. Las llamo las frutas grasosas. El aguacate y las aceitunas son buenos para el corazón, y el coco contiene triglicéridos de cadena media, lo que puede estimular la función cerebral y el metabolismo. Se trata de algunas de mis frutas y grasas favoritas, y están entre las que más se ignoran.

En lo referente a las verduras, vuélvete loco. Muchas veces preparo tres platillos vegetales con cada comida: una alcachofa, una ensalada y broccolini salteado, por ejemplo. Ahondaré en las verduras un poco más en el siguiente principio, ya que conforman la parte más esencial de tu dieta. Por ahora, ten presente que casi todas las comidas se vuelven más nutritivas si les añades más verduras.

¿Comprar orgánico importa?

Comprar frutas y verduras orgánicas es importante para tu salud, pero puede ser caro. Resulta que no siempre tenemos que comprar orgánico. Es más probable que ciertos alimentos contengan más pesticidas que otros. El Environmental Working Group (EWG, ewg.org) crea una lista de los Doce Sucios y los Quince Limpios cada año. Síguela para saber qué verduras y frutas deben ser orgánicas y cuáles están bien si provienen de cultivos convencionales. Añadí la lista aquí para tu conveniencia.

Mejor comprarlas orgánicas:

Fresa, espinaca, kale, nectarina, manzana, uva, durazno, cereza, pera, jitomate, apio, papa, chiles.

Está bien comprarlas de cultivos convencionales:

Aguacate, elote, piña, cebolla, papaya, chícharo de olor (congelado), berenjena, espárrago, coliflor, melón cantalupo, brócoli, hongos, col, melón verde, kiwi.

Conclusión del principio 2

Intenta incluir un color de cada categoría cromática casi todos los días de la semana. Por ejemplo, agrega moras azules y fresas a tu licuado, hojas verdes en el almuerzo, zanahoria morada, zanahoria naranja y pimiento morrón amarillo en la cena. Comer el arcoíris es tu camino hacia aplicar la comida como medicina.

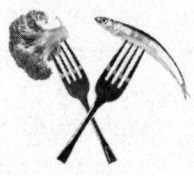

Principio 3
Sigue la regla del 75%

¿Sabías que todos los alimentos provenientes de plantas son carbohidratos? Se trata de carbohidratos de alimentos enteros vegetales o, como me gusta decirles, "carbohidratos lentos". La diferencia entre los carbohidratos de alimentos vegetales enteros y los carbohidratos refinados es que estos últimos no poseen valor nutrimental y hacen que tu glucosa suba y baje, mientras que los carbohidratos de alimentos vegetales tienen una abundancia de vitaminas, minerales, fibra y fitoquímicos, y ayudan a equilibrar la glucosa, aportando compuestos medicinales que optimizan cada uno de los aspectos de tu biología. Desafortunadamente nuestra dieta moderna es rica en carbohidratos refinados dañinos: pizza, papas fritas, pan, pasta. Son tipos de alimentos carentes de nutrientes que conducen a estados inflamatorios y a tener la glucosa y la insulina altas, elevan tus triglicéridos, disminuyen tu colesterol bueno y son alimento de la diabetes, el cáncer, la demencia y las cardiopatías. Así que, cuando les digo a mis pacientes que no teman a los carbohidratos, me refiero a los lentos, en particular a las verduras: por ejemplo, arúgula, kale, brócoli, bok choy, alcachofas, pepinos, pimientos y espárragos.

Otra forma de verlo es considerar la carga glucémica de los carbohidratos. La carga glucémica indica cómo un alimento impactará la glucosa. Los carbohidratos procesados se clasifican como de alta carga glucémica. Las verduras no almidonadas (bok choy, kale, espinacas) rara vez se registran en el balance de carga glucémica. Lo que buscas es llenar 75% de tu plato con verduras no almidonadas. En la dieta pegana estos superalimentos componen el grueso de lo que comes. Contienen todos los fitonutrientes que comentamos en el principio 2, son ricos en fibra y no provocarán picos en tu glucosa.

Si bien son nutritivas, las verduras almidonadas se encuentran un poco más arriba en la clasificación y se pueden volver problemáticas cuando se consumen en exceso. Para mis pacientes diabéticos, prediabéticos o que lidian con exceso de peso, recomiendo limitar las verduras almidonadas a media taza, un máximo de tres veces por semana.

Te daré un acordeón sencillo para ayudarte a comprender qué verduras deberían ser las protagonistas y cuáles deberían quedarse en segundo plano.

Verduras no almidonadas (consume cantidades ilimitadas)

- Brócoli
- Hojas verdes (arúgula, kale, espinaca, endibia, radicchio, acelga)
- Bok choy
- Col de Bruselas
- Pimiento
- Jitomate
- Espárrago
- Coliflor
- Okra
- Hongos
- Apio
- Pepino
- Rábano
- Calabacita
- Hojas de betabel
- Zanahoria
- Verduras del mar, como algas
- Ajo, chalote, cebolla
- Alcachofa de Jerusalén

Y son sólo unas cuantas. ¡Existen muchas más!

Verduras almidonadas (hasta ½ taza al día o menos)

- Camote
- Yuca
- Calabaza mantequilla o cualquiera de las de invierno
- Calabaza de Castilla

- Papas (las papas fingerling y las moradas tienen más fitonutrientes y una menor carga glucémica que las papas blancas comunes)

Si la mayor parte de tu alimentación proviene de verduras no almidonadas, estás sentando las bases de tu éxito. Cocinar nuevas plantas e incorporarlas a tu dieta puede ser intimidante en algunos casos, pero en esta era digital tenemos muchos recursos al alcance de la mano. Si quiero cocinar con algún nuevo ingrediente, me voy directo a Google y encuentro una receta que me llame la atención. Funciona 9 de cada 10 veces. Mi mamá siempre dijo: "Si no te gustan las verduras, probablemente no sabes cómo prepararlas bien". Usa las recetas en este libro o busca en internet. En algún momento sentirás la seguridad suficiente para cocinar sin recetas.

¿UNA DIETA CON ABUNDANTE FIBRA PUEDE EXACERBAR LOS DESEQUILIBRIOS INTESTINALES?

Suelo hablar con pacientes que comentan cómo consumir demasiadas verduras provoca síntomas de inflamación, gases y diarrea. Si tu estómago es lo que te impide comer una dieta sana, es momento de componer tu estómago. En muchas ocasiones se requieren restricciones alimentarias a corto plazo para sanar el intestino. La razón más común para problemas intestinales es el SBID (sobrecrecimiento bacteriano en el intestino delgado), el cual produce inflamación y gas después de comer, o como me gusta llamarle, un "bebé de comida". Al limitar ciertos alimentos durante un tiempo, como granos, leguminosas, verduras almidonadas y alimentos crudos, y reiniciar el intestino para limpiar los bichos malos y añadir buenos, éste puede curarse y tu dieta se puede expandir. Si es tu caso, es mejor colaborar con un médico funcional, un nutricionista o un dietista para ayudarte a crear un plan con buena densidad nutricional mientras te curas. Es 100% posible ser pegano mientras comes una dieta baja en fibra, pero al final la meta es mejorar tu intestino para que puedas tolerar más fibra. Recuerda, la dieta pegana se trata de alimentos reales. Todavía puedes elegir comida real, entera, aun si no puedes comer una tonelada de verduras en este momento. Piensa en proteína pura, como carne de res o de cordero de libre pastoreo, pescados salvajes grasos, aves orgánicas y verduras cocidas. También come suficientes grasas saludables en la forma de aguacate, aceite de oliva virgen extra y nueces y semillas, si puedes tolerarlas. Habla con tu médico sobre incorporar lentamente alimentos ricos en fibra.

Conclusiones del principio 3

1. **Llena 75% de tu plato con verduras no almidonadas.** La gente se pone nerviosa cuando me escucha decirlo, pero es importante mencionar que, cuando digo que las verduras deberían abarcar 75% de tu plato, me refiero a volumen, no calorías. Aun si llenaras dos platos con verduras no almidonadas, no sumaría la mayor parte de tus calorías si las comes con grasas y proteínas. Unos puñados de hojas verdes fácilmente pueden cubrir un plato.
2. **Come más que las porciones recomendadas.** Mientras que la cantidad mínima recomendada de verduras es entre cinco y nueve porciones (media taza por porción), yo recomiendo entre seis y ocho tazas de verduras (o 12 a 18 porciones). Incluso puedes licuarlas en sopas o en bebidas con verduras. Intenta incluir cuanta variedad sea posible. Agrega media taza de verduras almidonadas al día si gustas. Si eres prediabético o diabético, limita las verduras almidonadas a no más de media taza, máximo tres veces a la semana, dependiendo de tu nivel de glucosa.

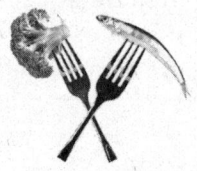

Principio 4

Come las leguminosas, los granos enteros, las nueces y las semillas correctas

Entre los alimentos que casi todos consideran saludables, las leguminosas, los granos, las nueces y las semillas suscitan un amplio debate entre los entusiastas paleo y los veganos. En su mayoría, los expertos en nutrición concuerdan en que se trata de alimentos aprobados en todo el mundo. Sin embargo, algunos campos defienden que las lectinas y el ácido fítico, dos compuestos potencialmente dañinos para el intestino, encontrados en las leguminosas, los granos, las nueces y las semillas, no valen los beneficios. Otros creen que las grasas omega-6 en nueces y semillas aumentan la inflamación y que tales alimentos son demasiado grasosos. Ciertas personas sostienen que las leguminosas (como los frijoles) contienen demasiados carbohidratos y no suficiente proteína. (Necesitas comer dos tazas de frijoles pintos cocidos para obtener 24 gramos de proteína, pero eso viene con 70 gramos de carbohidratos; 120 gramos de salmón tienen toda la proteína y nada de los carbohidratos). Y en cuanto a los granos, los productos a base de granos se han convertido en los más populares desde que la pirámide alimentaria de 1992 nos dijo que comiéramos entre 6 y 11 porciones ¡al día! Ahí empezó nuestra obsesión con el pan, la pasta, el arroz y el cereal. De la mano de esta obsesión vino un dramático disparo en la resistencia a la insulina, el síndrome metabólico, la diabetes tipo 2 y la obesidad. En 1960 sólo 5% de la población de Estados Unidos era obesa; ahora, más de 40% lo es. ¡Un incremento óctuple!

¿Cuál es la postura de la dieta pegana en cuanto a cada una? Todo depende de la calidad y la preparación.

Nueces y semillas

En realidad las nueces te pueden ayudar a perder peso, pero como sucede con todo lo demás, la dosis es relevante. No estoy hablando de bizcochos veganos. Entre dos y cuatro puñados al día son geniales para tu cintura y tu salud a largo plazo, incluida la prevención de cardiopatías y diabetes.[12] Si te preocupa que las nueces engorden, piensa en esto: no todas las calorías son iguales. Doscientas calorías en la forma de nueces y semillas son algo completamente distinto a 200 calorías en la forma de una caja de galletas. En cuanto a las lectinas, si tienes intestino permeable, problemas digestivos o inflamación sistémica, podrías beneficiarte de una dieta baja en lectina. Sanar tu intestino con la ayuda de un médico funcional puede prevenir reacciones adversas a los alimentos y aumentar tus opciones.

El ácido fítico que se encuentra en algunas nueces y semillas puede limitar la absorción de vitaminas y minerales. El truco es remojar las nueces y semillas crudas toda una noche, y tostarlas ligeramente, lo cual reduce la cantidad de lectinas y ácido fítico e incrementa la capacidad de tu cuerpo de procesar tales alimentos.

Por último está la cuestión de las grasas omega-6. Necesitamos esas grasas esenciales, pero no de los litros de aceites refinados que consumimos cada año en alimentos procesados y fritos. Los alimentos salvajes tienen omega-3 en abundancia y menos grasas omega-6. Como cazadores-recolectores consumíamos un índice entre 1 a 1 y 3 a 1 de grasas omega-6 a omega-3. Ahora, en una dieta de comida rápida y chatarra, ese índice se eleva hasta 20 a 1. Las nueces y las semillas no sólo contienen un equilibrio adecuado entre las grasas omega-3 y omega-6, sino que están cargadas de vitaminas, fibra, proteína, carbohidratos, minerales y antioxidantes, como vitamina E, la cual evita la oxidación de las grasas. Las nueces de Castilla, la linaza, las semillas de cáñamo y la chía se encuentran entre las fuentes más ricas de grasas omega-3 de origen vegetal.

Para ciertas condiciones médicas, como una enfermedad autoinmune, podría ser útil probar una dieta sin nueces ni semillas. Pero para la mayoría de las personas las nueces y las semillas son potentes superalimentos que combaten enfermedades.

¿LAS HARINAS DE NUECES SON SALUDABLES?

Las harinas hechas con almendra, avellana, coco y cáñamo son mejores que las harinas de granos enteros. Dicho lo cual, cuando conviertes cualquier cosa en harina, ya no se considera un alimento entero. Cuando están molidas, nuestro cuerpo responde de manera distinta a las nueces y semillas que al consumirlas en su forma entera. La harina de almendra no hará que tu glucosa se dispare como hace un pan común, pero sigue siendo harina. Y si usas estas harinas para hornear, lo más probable es que añadas algún tipo de azúcar. Come un postre ocasionalmente; sin embargo, no deberías considerar estas harinas un alimento básico.

Leguminosas

Las leguminosas tienen algunos defectos, pero también tienen muchos beneficios. En la columna de lo positivo, las leguminosas contienen almidones resistentes, una fibra especial que ayuda a tu microbioma a producir combustible beneficioso y compuestos anticancerígenos llamados ácidos grasos de cadena corta, como el butirato, el cual ha demostrado reducir el riesgo de cáncer y acelerar el metabolismo. El inconveniente de las leguminosas es que contienen una gran cantidad de carbohidratos sin un beneficio enorme de proteína. La mejor opción para extraer los beneficios de las leguminosas es elegir las correctas.

Mi amiga, la doctora Carrie Diulus, es vegana, keto y diabética tipo 1. Nada fácil, pero no imposible de manejar. Y está mejorando. Come leguminosas, pero no cualquiera: ella consume frijoles de lupino, un superalimento. Son ricos en proteína y fibra, y tienen cero carbohidratos netos. El almidón no es digerible, lo que quiere decir que no se absorbe ni provoca que suba tu glucosa. Puedes comprarlos precocidos en bolsitas, como botana. Otros frijoles y leguminosas con pocos almidones son las lentejas, los chícharos verdes orgánicos o chícharos chinos, los frijoles carita y los frijoles mungo. Los que yo recomiendo evitar o limitar por su contenido de almidón son las habas, las alubias, los frijoles charros preparados y los frijoles pintos.

Para las leguminosas, la preparación lo es todo. Los frijoles pueden ser toda una bomba para el intestino (como señalan muchos defensores de lo paleo) si tienes disbiosis intestinal o un microbioma no sano (como muchos de nosotros).

Los frijoles de lata suelen tener BPA (bisfenol A), un alterador hormonal encontrado en botellas de plástico y latas, el cual tiene el potencial de provocar un caos en tu salud. Las latas sin BPA son una mejor opción, pero siguen conteniendo otros alteradores hormonales, como BPS y BPF. Mi recomendación es comprar leguminosas secas y remojarlas toda la noche en agua con un poco de sal. Cocínalas con una gran tira de kombu (un alga) en una olla exprés. Otra opción es añadir kombu, leguminosas y agua a una olla grande. Espera a que hierva y luego baja la flama a fuego lento entre dos y cuatro horas. Escurre las leguminosas y úsalas en cualquier receta. Esto ayuda a reducir las propiedades generadoras de gases y las vuelve más fáciles de digerir. Si padeces una severa disbiosis intestinal o una enfermedad autoinmune, o si eres obeso o diabético, elimina las leguminosas temporalmente de tu dieta hasta que tu salud intestinal y tu metabolismo mejoren siguiendo la dieta pegana.

Los frijoles de soya confunden más que cualquier otra leguminosa. Algunos creen que la soya provoca cáncer de seno. Pero las investigaciones señalan sus propiedades antiangiogénicas y preventivas de cáncer. Y no toda la soya es igual. Evita la proteína de soya (encontrada en imitaciones de carnes, barritas y malteadas), un subproducto químicamente alterado de la producción del aceite de soya, muchas veces conocido como proteína de soya aislada o proteína vegetal texturizada. Los estudios con animales muestran que provoca cáncer, mientras que los alimentos enteros de soya tradicionales lo previenen. Hay quienes se preocupan por los fitoestrógenos (compuestos vegetales llamados isoflavonas, los cuales se adhieren a los receptores de estrógeno) en la soya. En realidad te pueden proteger de los efectos del exceso de estrógeno o de los xenoestrógenos, las toxinas químicas que se encuentran en plásticos como el BPA y los ftalatos. Las investigaciones muestran que los fitoestrógenos ayudan con los síntomas de la menopausia y previenen el cáncer de seno.[13] Las isoflavonas nos protegen de enfermedades cardiovasculares, deterioro cognitivo y otras enfermedades relacionadas con la edad.

Aléjate del aceite de soya y los productos con proteína aislada de soya. Quédate con la soya orgánica —que no sea genéticamente modificada— y los alimentos tradicionales, como tofu, tempeh, miso, natto y la salsa de soya sin gluten o tamari. Se procesan en formas que vuelven digerible y más beneficiosa a la soya. El tempeh, el miso y el natto son además probióticos, alimentos saludables para el intestino.

Granos

Junto con las leguminosas, los granos son un tema de arduo debate entre los grupos paleo y vegano. Los humanos no consumíamos granos sino hasta hace unos 10 000 años, así que no son una parte esencial de nuestra dieta. Sin embargo se han vuelto un elemento básico en tiempos modernos, sumando más de 60% de nuestra dieta. Los granos enteros (no las harinas) podrían significar una buena fuente de fibra, fitonutrientes, vitaminas, minerales, grasas esenciales y hasta un poco de proteína. Por otra parte, grandes cantidades de granos pueden resultar problemáticas para quienes son resistentes a la insulina, tienen intestino irritable, enfermedades autoinmunes o inflamación, en particular los granos que contienen gluten, como el trigo, la espelta, la cebada, el centeno, la avena, el farro, el kamut y el triticale.

Se ha vuelto atractivo llevar una dieta sin gluten, ¡aun si muchos no tienen idea de por qué! El cuerpo reacciona al gluten de diversas formas. La enfermedad celiaca afecta a 1% de la población estadounidense, la sensibilidad no celiaca al gluten afecta a alrededor de 20% de la población y una activación inmunológica de bajo grado afecta a muchos más. Cuando comes gluten, tu cuerpo produce la molécula *zonulina*, la cual genera permeabilidad en el intestino abriendo las conexiones entre las células intestinales. Normalmente estas estrechas uniones están apiladas con solidez, como Legos, para evitar que otras partículas extrañas y de los alimentos penetren por los espacios intracelulares. No quieres que tu pared intestinal se vuelva permeable. Es capaz de desatar una cascada de efectos nocivos, como enfermedad autoinmune y una horda de enfermedades inflamatorias. Hoy, científicos están confirmando lo que hemos sospechado durante ya un tiempo: la mayoría de nosotros no puede procesar el gluten de forma adecuada.

¿Necesitas algunas razones más para disminuir tu ingesta de gluten? Las nuevas formas de trigo híbrido, conocido como trigo enano, contienen amilopectina A, un superalmidón peor que el azúcar; muchas más proteínas gliadinas inflamatorias, las cuales provocan la permeabilidad intestinal; un montón del herbicida glifosato, y finalmente un conservador, propionato de calcio, vinculado con alteraciones en el estado de ánimo, el comportamiento y la atención, y hasta con el autismo. Esto te hace querer alejarte de la canasta del pan (¡espero!).

También quiero comentar lo que llamo "el nuevo gluten", es decir, el maíz. Una vez que el gluten se señaló como el villano, el maíz se convirtió en un favorito de los "fanáticos de la comida saludable". No me refiero al elote, sino a la harina de maíz convertida en tortillas, totopos, pan sin gluten y pasta. Noventa por ciento de los cultivos de maíz es genéticamente modificado, rociado con herbicidas y pesticidas. No se trata del antiguo maíz tradicional cultivado por nativos y lleno de compuestos medicinales. Hoy en día el maíz híbrido se cultiva por su contenido de azúcar y almidón, no su densidad nutricional. Lo único abundante en el maíz moderno es el contenido de azúcar. Si vas a comer maíz, recomiendo que no sea GM e, idealmente, que sea orgánico; dosifica además la harina de maíz. Prueba productos de maíz tradicional.

Entonces, ¿qué clases de granos deberíamos comer? No los que han sido pulverizados y convertidos en pan o productos horneados, pues provocan disparos de glucosa peores que el azúcar de mesa regular. Lo leíste bien. El pan de trigo entero es peor para ti que el azúcar común y corriente. Las harinas de cualquier tipo en la forma de pan, pasta, panqués y bizcochos son la fuente de la mayoría de los trastornos metabólicos. Para un consumo diario, siempre elige granos enteros, como arroz integral, arroz rojo, arroz salvaje, teff, amaranto, trigo sarraceno y quinoa (técnicamente, una semilla).

Luego están los supergranos. Mi favorito es el arroz negro, también conocido como arroz prohibido o arroz del emperador. Está lleno de fitonutrientes y se considera la mora azul de los granos. El doctor Jeffrey Bland, mi amigo y mentor, está llevando la producción de trigo sarraceno tártaro del Himalaya a Estados Unidos. Se trata de un grano antiguo valorado por ser una fuente rica de poderosos polifenoles antiinflamatorios, lo que lo convierte en uno de los superalimentos más importantes del planeta. Los polifenoles del trigo sarraceno del Himalaya suman casi 90% del efecto antioxidante, comparado con 20% del trigo sarraceno común.[14] Contiene muchos flavonoides, como rutina y quercetina. La quercetina se ha promovido como uno de los antiinflamatorios naturales más poderosos contra el covid-19.

Como sucede con la mayoría de los alimentos, la clave en relación con los granos es la dosis. Yo recomiendo media taza o una taza de granos al día. Si eres atleta y tienes un metabolismo sano (en Estados Unidos sería sólo 12% de la población), podrías permitirte incluir más granos.

¿EL ARROZ BLANCO ES PARTE DE LA DIETA PEGANA?

Por lo general no recomiendo el arroz blanco a las personas con grasa abdominal y glucosa elevada. No muchos tenemos una buena salud metabólica, y el arroz blanco puede hacer que tu glucosa suba y baje constantemente. Aun así, algunos pueden tolerar el arroz blanco en cantidades limitadas sin picos dramáticos en su glucosa. Si quieres disfrutar un poco de arroz blanco, ésta es la manera de volverlo muy apto para el peganismo: después de cocer el arroz, permite que se enfríe en refrigeración antes de comerlo. Este proceso convierte el arroz en almidón resistente, que es más fácil de digerir y metabolizar, además de que alimenta tus bacterias intestinales buenas.

Conclusiones del principio 4

1. **Un puñado o dos de nueces y semillas al día es genial.** Remoja las nueces crudas toda la noche y tuéstalas ligeramente para mejorar su digestión. Come almendras, nueces de Castilla, nueces de la India, nueces de macadamia, avellanas, nueces pecanas, semillas de calabaza, chía, cáñamo, linaza, pistaches y nueces de Brasil como botana, lo mismo que cremas de nueces sin endulzar y leches de nueces con una mínima cantidad de ingredientes y ningún azúcar añadida.

2. **Come leguminosas no almidonadas.** Los frijoles de lupino, los chícharos, los frijoles carita, los frijoles mungo y los productos de soya orgánica y no GM son mis favoritos. La porción máxima es media taza al día. Remoja las leguminosas secas unas cuantas horas o toda la noche, o cuécelas con kombu en una olla exprés o una olla profunda. Evita cantidades excesivas de habas, alubias y frijoles charros, pues tienen más almidón.
3. **No pases de media o hasta una taza de granos enteros al día.** Evita sus formas procesadas y refinadas. Come los granos enteros; no los consumas como productos falsos "de granos enteros", digamos cereal crujiente de galletas de granos enteros. Si padeces disbiosis intestinal, tienes problemas de peso o una enfermedad autoinmune, toma tres semanas de vacaciones de todos los granos y ve cómo te sientes. Muchos de mis pacientes notan una mejora en sus síntomas y son capaces de perder peso cuando dejan temporalmente los granos.

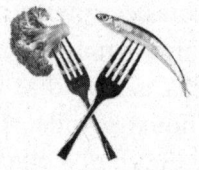

Principio 5
Come carne como una medicina

Hay tres aspectos principales en lo referente a la cuestión de si deberíamos comer carne o no:

1. Consideraciones éticas y morales
2. El impacto climático y medioambiental
3. Los efectos en nuestra salud

La verdad es mucho más compleja que si la carne es buena o mala. Si bien la carne roja criada en granjas industriales es una catástrofe medioambiental y climática, es además inhumana y puede tener consecuencias adversas para la salud, lo que no se puede decir de animales criados en granjas regenerativas. ¿La carne de búfalo y alce salvaje son lo mismo que un filete de granja industrial en lo referente a tu salud, el bienestar de los animales o la salud del medioambiente? Por supuesto que no.

La agricultura regenerativa aplica un método basado en datos científicos que se enfoca en producir comida de la mejor calidad mientras restaura los ecosistemas al crear suelos que conservan el carbono y retienen decenas de miles de litros de agua por cada hectárea. Este método agrícola trae de vuelta polinizadores, insectos beneficiosos y vida silvestre, y emplea poco o nada de químicos (fertilizantes, pesticidas y herbicidas), al mismo tiempo que produce alimentos más abundantes y con una mayor densidad nutricional. Los granjeros regenerativos producen hasta 20 veces más beneficios que sus vecinos convencionales. A nivel global, la agricultura regenerativa se reconoce como un paso crucial para alcanzar la seguridad alimentaria, revertir el cambio climático, restaurar la biodiversidad y mejorar la salud. Las Naciones Unidas estiman que, si convirtiéramos dos de nuestros cinco millones de hectáreas de terrenos agrícolas degradados en granjas regenerativas, podríamos detener el cambio climático 20 años. El costo: 300 000 millones de dólares, o menos de lo que se gasta anualmente en diabetes en Estados Unidos.

Así que el debate no debería ser carne *versus* plantas. Debería ser agricultura regenerativa *versus* agricultura industrializada. Como dice Ross Conser, un granjero regenerativo: "No es la vaca, sino el cómo".

Consideraciones morales y éticas

Motivos religiosos, culturales o éticos pueden guiar tus decisiones personales en relación con el consumo de productos animales. Tengo pacientes que son monjes y abades. Los ayudo a crear la dieta más sana posible sin productos animales. Comprendo la idea de oponerse a la carne moderna. Las granjas industriales modernas, las operaciones de comederos de animales confinados (CAFO, por sus siglas en inglés), son una abominación. En 2020 los senadores Cory Booker y Elizabeth Warren presentaron un proyecto de ley para prohibir las granjas industriales para el año 2040. El mundo está despertando a los horrores de la crianza industrializada. En las CAFO los animales reciben una dieta antinatural de maíz, soya, partes molidas de otros animales, excremento de pollo, dulces, antibióticos y muchas veces hormonas. Las granjas industriales son un desastre masivo para nuestro medioambiente, el clima, nuestra salud, la salud de los animales, los granjeros, los trabajadores de las plantas de procesamiento, más todas las personas y todas las cosas que estén en medio. Si quieres hacer algo para crear un mundo más sano, deja de comprar carne de granjas industriales ahora mismo.

Por otra parte, toda agricultura industrial, sea la crianza de animales o el cultivo de frutas y verduras, es inherentemente destructiva: la labranza conduce a la erosión de los suelos, y el uso tremendo de fertilizantes, pesticidas y herbicidas es dañino para la flora y la fauna. Incluso la agricultura industrial de plantas orgánicas destruye hábitats naturales. Los estudios estiman que 7000 millones de animales mueren al año por la agricultura vegetal: roedores, conejos, aves e insectos. En los últimos 50 años hemos perdido 50% de nuestras aves por la industria agrícola. Si bien la agricultura regenerativa puede aumentar la salud de los ecosistemas y la biodiversidad, siempre existe algo de muerte involucrada en crear vida, sea directa o indirectamente. ¿La vida de un conejo que muere en un huerto de coles es menos valiosa que la de un pollo o una vaca en una granja industrial? Nos guste o no, la mayor parte de nuestra agricultura vegetal y animal hoy en día es destructiva. Si eres vegano por cuestiones éticas, te imploro considerar defender la agricultura regenerativa para prevenir todo ese daño innecesario que ocurre en la agricultura industrial. En el principio 14 hablaré más sobre cómo ser un vegano sano mientras comes una dieta pegana.

Consideraciones medioambientales y climáticas

Además del bienestar animal, el medioambiente y el clima, también promueven ciertas decisiones alimentarias. El Panel Intergubernamental del Cambio Climático (IPCC, por sus siglas en inglés) estima que 14.5% de los gases de efecto invernadero se debe a la producción ganadera en las granjas industriales. De eso, 9.5% resulta de la producción de alimento para comederos y del procesamiento y la transportación. Sólo 5% corresponde al metano que produce el ganado. Para ponerlo en perspectiva, la cantidad de metano producido por verduras podridas en los basureros suma 16% de la producción mundial de metano, más de tres veces lo que produce el ganado. Los campos de arroz producen 3% del metano a nivel global. Y si bien el metano es un gas de efecto invernadero 25 veces más potente que el dióxido de carbono, tiene corta vida en la atmósfera, a diferencia de este último. La cantidad de metano en la atmósfera hoy en día es más o menos la misma que hace 12000 años, antes de los combustibles fósiles y la agricultura.

La agricultura moderna también hace un uso intensivo de fertilizantes. Cada año se aplican casi 200000 millones de kilogramos de fertilizante nitrogenado en el mundo, lo cual representa una inmensa fuente de emisiones de gases de efecto invernadero. La producción de fertilizante suma alrededor de 2% de la energía total utilizada en el planeta. La mayoría se extrae por fractura hidráulica, que produce alrededor de un cuarto de todo el metano liberado en la atmósfera. El óxido nitroso, el resultado del fertilizante nitrogenado, es un gas de efecto invernadero 300 veces más potente que el CO_2, destruye la materia orgánica (carbono) en los suelos y termina en ríos, lagos y arroyos, donde mata a millones de toneladas de peces y mariscos nutritivos a nivel mundial. En lugar de comprar fertilizante, con todas sus consecuencias, los agricultores pueden hacer el suyo. Integrar animales a los sistemas agrícolas ha sido la principal fuente de fertilizante durante miles de años. Extraer a los animales de los sistemas ecológicos agrícolas integrados y apilarlos en comederos ha sido un desastre rotundo para la tierra, el clima y, sí, para nosotros también.

Fueron los 168 millones de rumiantes que deambulaban por Norteamérica (búfalo, alce, antílope, venado, etc., frente a 95 millones de reses en Estados Unidos hoy) los que construyeron entre 8 y 50 pies de un subsuelo rico. Hemos perdido un tercio de ese subsuelo y se proyecta que perdamos todo por completo en 60 cosechas. A nivel mundial la pérdida de carbono en el suelo suma un tercio del billón de toneladas de carbono en la atmósfera. Incorporar animales al ecosistema diverso de la agricultura regenerativa es esencial para crear suelos y recuperar los ecosistemas. Podrías elegir comerlos o no, pero son una parte vital de la agricultura regenerativa. La producción de ganado regenerativo convierte esos más de 432 000 millones de kilogramos de comida incomestible para humanos sobre tierras que no son adecuadas para cultivar, en proteína de alta calidad con una gran densidad nutricional, y produce 4 000 millones de kilogramos de fertilizante (excremento) en el proceso. ¿El efecto secundario? Reducir 86% de las emisiones netas de gases de efecto invernadero (GEI), crear una producción de ganado regenerativa con 74% menos GEI que los cultivos de cosechas básicas usadas como alimento o incluso para hacer imitaciones de carnes, como hamburguesas procesadas de soya (la hamburguesa de Impossible Foods).[15] Tristemente, las prácticas regenerativas de hoy engloban menos de 1% de la producción agrícola. No obstante, las prácticas de ganadería regenerativa son escalables y capaces de reemplazar las granjas industriales a nivel mundial. Que los rumiantes pasten y consuman diversas plantas con fitoquímicos, como saponinas y taninos, reduce dramáticamente la producción de metano.[16] Las prácticas regenerativas que crean microbiología de suelos producen muchas bacterias metanotrofas (bichos que succionan el metano del aire y lo llevan a la tierra). ¡Alimentar a las vacas con algas también reduce su producción de metano! Cuando se les cría de manera regenerativa, los animales son un sumidero de carbono, no una fuente del mismo, aun después de contabilizar todas las aportaciones y los eructos y las emisiones de metano de las vacas.

De los 80 métodos basados en datos científicos para mitigar el cambio climático documentados por Project Drawdown (una organización que identifica las formas más efectivas en el mundo para disminuir el carbono de la atmósfera), las prácticas de agricultura regenerativa eran en conjunto la solución número uno para aspirar el carbono de la atmósfera y revertir el cambio climático.

¿La carne es saludable o dañina?

Ésta, amigo mío, es en sí la cuestión. Terminar con las granjas industriales y aumentar la agricultura regenerativa atiende casi todas las inquietudes respecto al clima, el medioambiente y el trato inhumano hacia los animales, pero la pregunta clave es si la carne te mata o si se trata de un alimento sano y rico en nutrientes.

Busca en la base de datos de investigación de la Biblioteca Nacional de Medicina. Encontrarás, desde mayo de 2020, 100 333 estudios sobre la carne. Podrás ver estudios que muestren todo lo que quieras. Que la carne es lo peor. Que la carne es un superalimento. ¿Por qué? La investigación nutricional es difícil. Casi todos los estudios examinan patrones alimentarios de poblaciones grandes a lo largo de periodos amplios y buscan correlaciones. Sin embargo, hay tantos factores confusos que es difícil saber qué provoca qué. Si la gente que come carne también consume una dieta altamente procesada, llena de comida chatarra y azúcar, con pocas frutas y verduras, su riesgo de enfermedad y muerte es mayor. Si comen carne como parte de una dieta de alimentos enteros, baja su riesgo de desarrollar enfermedades. En una revisión de 61 estudios con cuatro millones de personas —incluyendo muchas pruebas controladas al azar— realizada en 2019 los investigadores no encontraron ningún vínculo entre la carne y las enfermedades o la muerte.[17] Y esos estudios se realizaron con carne de hacinamiento convencional, no con carne de pastoreo o regenerativa, la cual puede tener efectos beneficiosos para la salud.

No toda la comida es igual. Come un jitomate insípido que parece cartón cultivado en un invernadero. Luego prueba un jitomate riñón orgánico, jugoso y maduro, cortado de la vaina de tu propio jardín en un cálido día de agosto. Ambos son jitomates, pero no podrían ser más distintos en términos de sabor, densidad nutricional y contenido de fitonutrientes. Ahora imagina un alce salvaje o incluso una vaca criada de manera regenerativa, pastando sobre plantas ricas en fitonutrientes y con una buena densidad de omega-3. ¿Cómo se compara eso con una vaca hacinada, alimentada con una dieta antinatural y atestada de hormonas de crecimiento y antibióticos? Si la comida es información, ¿cómo podrían ser lo mismo? Aun así, la mayoría de los estudios no lo distingue. ¿Los participantes en dichos estudios comen carne convencional, la cual podría no tener ningún efecto en cuanto a muerte y enfermedad? ¿Están comiendo carne procesada junto con una dieta de alimentos procesados, la cual ha demostrado ser causante de cáncer? ¿O están comiendo carne de libre pastoreo en el contexto de una dieta real, con alimentos enteros, que puede ser realmente beneficiosa para su salud?

La calidad importa, y lo que comes junto con tu carne también importa. Una dieta con alimentos enteros, buena densidad nutricional, rica en fibra, prebióticos, probióticos y fitonutrientes —o una dieta enfocada en hamburguesas, papas a la francesa y Coca-Cola— hace toda la diferencia. La preparación también importa. Cocinar a altas temperaturas o en asador (sean carnes o verduras) produce compuestos tóxicos, tales como aminos heterocíclicos, hidrocarbonos policíclicos aromáticos y residuos de glicación avanzada (AGE, por sus siglas en inglés), lo que puede dañar tus arterias y provocar cáncer. Te recomiendo cocinar tu carne con especias. El pueblo masái en África no consume más que leche y carne, pero añade 12 especias a su leche y 28 especias a la carne, lo que evita la producción de los compuestos nocivos que puedan aparecer durante la cocción. En Marruecos los índices de cáncer son bajos a pesar de su elevado consumo de carne. La cocción lenta de la carne con docenas de especias antioxidantes y antiinflamatorias es un acto protector. Los estudios muestran reducciones dramáticas en los marcadores de estrés oxidativo cuando se consume carne con hierbas, especias y polifenoles, como vino tinto, aceite de oliva y vinagre balsámico.[18]

Impactantes nuevas investigaciones han descubierto toda una gama de fitonutrientes en la carne de libre pastoreo. ¿Existen químicos de plantas medicinales promotoras de la salud y preventivas de la enfermedad en la carne? ¿Cómo es posible? No eres lo que comes, eres lo que se comió lo que sea que estés comiendo. Tal como se detalla en el impresionante artículo titulado "Health Promoting Compounds Are Higher in Grass-Fed Meat and Milk" (Hay más compuestos promotores de la salud en la carne y la leche de libre pastoreo), publicado en *Frontiers in Nutrition*, científicos de la Universidad de Duke encontraron fitoquímicos curativos en la carne de libre pastoreo, como terpenoides, fenoles, carotenoides y antioxidantes con efectos antiinflamatorios, anticarcinógenos y cardioprotectores. Si bien conocemos los perfiles mejorados de ácidos grasos, grasas omega-3, la grasa anticancerígena que estimula el metabolismo llamada CLA y niveles mayores de minerales y vitaminas en la carne de libre pastoreo, el descubrimiento de fitoquímicos en la carne es territorio desconocido. Las vacas criadas en hacinamiento tienen dietas limitadas de forraje y comen sobre todo maíz. Las reses criadas de manera regenerativa, contrario a las que sólo pastan libremente, pueden comer decenas y decenas de distintas especies vegetales mientras deambulan. Cada planta contiene distintos fitoquímicos, antioxidantes, vitaminas y minerales. Diferentes plantas extraen distintos nutrientes del suelo. Por ejemplo, las vacas lecheras de libre pastoreo que pueden deambular tienen hasta 23 veces más compuestos poderosos anticarcinógenos, antivirales, antioxidantes y antiinflamatorios llamados monoterpenoides, en comparación con las vacas lecheras convencionales.

Las cabras criadas en pastura tienen la misma cantidad de compuestos fenólicos que el té verde, ¡uno de los superalimentos más importantes en el planeta! La quercetina —encontrada en cebollas y útil contra virus— y el ácido cafeico —encontrado en el café y con propiedades antiinflamatorias— son abundantes en las cabras que pastan entre diversos arbustos y pastos. Se trata de información que lo cambia todo.

¿Qué hay de la grasa saturada y el colesterol en la sangre? Resulta que la principal fuente de grasa saturada en la carne, el ácido esteárico, es neutral en lo referente al colesterol en la sangre. El dogma de que "la grasa saturada es mala" no es tan llano, como ya expliqué en mi libro *Come grasa y adelgaza*. Existen muchos tipos de grasa saturada, todos con distintas propiedades. La grasa en la carne de libre pastoreo criada regenerativamente es diferente de la grasa en carnes alimentadas con maíz. De acuerdo con la Asociación Americana del Corazón, debemos limitar nuestro consumo de grasa saturada a menos de 5% de nuestras calorías. ¿No más leche materna para los bebés entonces?; la leche materna es 25% grasa saturada. Tus genes pueden afectar la respuesta de tu cuerpo a la grasa saturada (más al respecto en el principio 7). Los lípidos de ciertos pacientes mejoran drásticamente con una dieta alta en grasa saturada; los de otros empeoran. Existen pruebas genéticas capaces de ayudar a determinar cómo podrías responder. ¿Cuál es la mejor forma de descubrirlo? Experimentarlo por ti mismo. Analiza tus cifras. Resulta que el colesterol es mucho más complicado que sólo una suma total, el LDL o el HDL. El tamaño y la cantidad de las partículas de colesterol también son relevantes. La única forma de tener una idea precisa es analizar tu perfil de colesterol con una prueba RMN (Lab-Corp) o Cardio IQ (Quest Diagnostics). Pide a tu médico que te indique los análisis. No suelen ser pruebas que un doctor solicite comúnmente por su cuenta. Resulta que el azúcar y el almidón en tu dieta provocan el tipo de perfil de lípidos dañino, con pequeñas partículas de HDL, pequeñas partículas de LDL y triglicéridos elevados. Debería preocuparte más el impacto que tengan el azúcar y el almidón en tu colesterol, que el de la carne de res de libre pastoreo.

> **¿CÓMO PUEDO COSTEAR DE MANERA REALISTA LA CARNE ORGÁNICA DE LIBRE PASTOREO?**
>
> Sé que puede ser difícil encontrar carne de calidad. Existen unas cuantas grandes opciones en el mercado. Una es participar en una repartición de carne en una granja regenerativa. En Estados Unidos, por ejemplo, en el Rancho Mariposa puedes obtener carne de libre pastoreo en un promedio de $8 dólares por cada 500 gramos, lo que no está nada mal. También he visto más y más opciones a buen precio para comprar carne orgánica de libre pastoreo en ciertos supermercados. Éstas son mis fuentes favoritas en línea para comprar carne de calidad a un precio asequible:
>
> - Thrivemarket.com
> - Butcherbox.com
> - Mariposaranchmeat.com
> - Grassrootscoop.com

Conclusiones del principio 5

1. **La carne puede ser un alimento saludable.** Después de décadas de consultar la ciencia, es claro que la carne de libre pastoreo, criada por métodos regenerativos, cocinada de la forma correcta y combinada con especias medicinales en el contexto de una dieta de alimentos enteros, no procesados, rica en alimentos vegetales, no sólo deja de ser mala para tu salud, sino que puede ser beneficiosa, al aportar la proteína de mayor densidad nutricional posible, rica en grasas omega-3, fitoquímicos, antioxidantes y formas biodisponibles de vitaminas y minerales. La calidad es vital en todos los aspectos de la comida, sobre todo cuando se trata de carne.
2. **La carne no debería ser la protagonista.** Si bien necesitamos la cantidad correcta de proteína para nuestra edad y nivel de actividad (varía desde un mínimo de 0.8 gramos/kg a 1.6 g/kg, o más para ciertos atletas), la dieta pegana no es particularmente alta en proteína. Su base son las plantas. La carne es la guarnición.
3. **Combina proteínas animales y vegetales en tu dieta.** Come un trozo de proteína del tamaño de la palma de tu mano (ya sean carnes de libre pastoreo, aves, huevos o pescados) dos veces al día. Esta regla aplica ya seas un jugador de basquetbol de dos metros de altura o un niño de cinco años.
4. **Evita cocinar a temperaturas elevadas, usar asadores, freír, ahumar o carbonizar.** En cambio, enfócate en métodos de cocción con bajas temperaturas, como hornear, rostizar y pochar. Usa muchas especias y come alimentos salvajes y regenerativos siempre que sea posible.

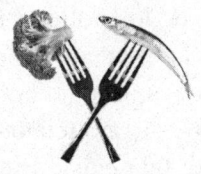

Principio 6

Sé exigente con las aves, los huevos y el pescado

Las granjas industriales de aves y peces son destructivas para los animales, los humanos y el planeta. Estos alimentos conforman una gran parte de la dieta humana a nivel mundial. Debemos ser selectivos cuando elegimos pescados, aves y huevos. Nuestra salud y la del planeta lo exigen.

Elegir aves y huevo

Los pollos convencionales están retacados de maíz y antibióticos para engordarlos más, y esto provoca que su carne sea menos nutritiva que nunca. Las aves criadas en operaciones de comederos animales confinados (CAFO, por sus siglas en inglés) viven en condiciones horrendas: jaulas pequeñas con poco acceso al mundo exterior. Dadas las condiciones insalubres, es muy probable que porten patógenos peligrosos, como Salmonella y *E. coli*. Los trabajadores en las granjas de pollos también padecen bajo las terribles condiciones laborales. Los breves descansos para ir al baño son tan raros, que algunos empleados en las plantas procesadoras de pollo han comentado la necesidad de usar pañales. Los desechos tóxicos producidos por Tyson y sus fábricas de pollos quedan apenas en segundo lugar en la escala de contaminación medioambiental, superados nada más por los desechos producidos por las acereras. El punto clave a recordar es que debemos evitar los pollos criados convencionalmente por nuestro bien y por el bien de los trabajadores de la industria alimenticia, de los pollos y de la naturaleza.

Si bien el etiquetado de la carne de res es bastante directo —de hacinamiento, libre de hormonas, libre de antibióticos, de libre pastoreo y de crianza regenerativa—, el etiquetado de los pollos sigue siendo una confusa batalla campal. La decisión no es tan simple como elegir entre orgánico o convencional; hay libre pastoreo, de granja, en libertad, de alimentación vegetariana, alimentado con granos, libre de antibióticos, libre de hormonas, natural y muchos más. Probablemente te has encontrado con estas desconcertantes etiquetas, diseñadas para hacernos creer que estamos tomando la mejor decisión para los pollos y para nuestro cuerpo. En realidad, la mayoría de las etiquetas no significa nada. La etiqueta "natural" en cualquier producto alimentario por lo general implica cualquier cosa menos eso. Si ves aves o huevos alimentados con granos o con una dieta vegetariana, da media vuelta. Los pollos no son vegetarianos; pasean por el campo comiendo gusanos y otros insectos. Que sean de libre pastoreo implica que las aves son libres de disfrutar el exterior, pero esta etiqueta no exige ninguna cantidad designada de tiempo para que las aves paseen y no nos dice nada sobre su dieta. En un mundo ideal, las aves y los huevos de granja son los mejores; estas aves son libres de andar por la tierra y consumir su dieta natural. Por ahora es difícil encontrar aves así (es un poco más sencillo encontrar huevos de granja), pero si no tienes acceso a ellas, elige orgánicas. Esto al menos garantiza que el ave no esté atestada de antibióticos ni haya comido granos rociados con pesticidas. Las aves criadas de manera orgánica suelen tener mayor acceso a exteriores.

¿Qué pasa con los efectos de las aves en nuestra dieta? Las aves son una carne más magra que la mayoría de las carnes rojas, aunque siguen conteniendo grasa saturada (no obstante, ligeramente menos). Además, contienen grasas monoinsaturadas, como el ácido palmitoleico, una grasa antimicrobiana poderosa que combate infecciones. ¡Piensa en el caldo de pollo para el resfriado y la gripa! Como ya viste en el principio anterior, no debemos temer las grasas, sobre todo cuando consumes una dieta de bajo índice glucémico, limitada en almidones y azúcares.

¿Y qué hay de los huevos? La principal preocupación aquí es el colesterol, pero la mala información sobre los efectos del colesterol en tu cuerpo finalmente empieza a salir a la superficie. Ahora comprendemos que algunos de los alimentos que nos pidieron evitar durante años se encuentran entre los más beneficiosos. Los huevos son, en realidad, un superalimento. La yema es la parte más nutritiva: baja en calorías, alta en proteína y llena de vitaminas, minerales, antioxidantes, colina y fitonutrientes (sí, la yema tiene carotenoides como la luteína). Después de todo, las yemas de huevo contienen todos los nutrientes necesarios para crear una vida nueva. Olvida esos omelets con claras de huevo. ¡Los omelets con huevos enteros saben mejor de todas formas! Sólo queda una advertencia: algunas personas son sensibles al huevo. Si tienes una condición autoinmune o sospechas cierta sensibilidad al huevo, elimina los huevos por tres semanas. Añádelos de nuevo en el día número 22 y ve cómo responde tu cuerpo. Podrías necesitar abstenerte de comer huevo unos cuantos meses o más.

Elegir pescados y mariscos

En lo que se refiere a los pescados, hay dos inquietudes principales. Primero, hemos contaminado los océanos y varios peces están llenos de mercurio, microplásticos, PCB y otros contaminantes. Y segundo, nuestras prácticas pesqueras acaban en una pesca excesiva y en el agotamiento de poblaciones enteras de peces, como el bacalao del Atlántico. De acuerdo con mi amigo Paul Greenberg, un pescador e investigador de peces, 30% de las poblaciones de peces comerciales se encuentra bajo pesca excesiva. Las cosechas industriales de maíz y trigo dependen del fertilizante nitrogenado (200 000 millones de kilos al año, a nivel mundial), el cual llega a ríos y mares, y provoca el crecimiento de algas que extraen todo el oxígeno del agua, dejando sin vida lagos, ríos y océanos. Existen 400 zonas costeras muertas en el mundo del tamaño de Europa, de las cuales 500 000 millones de personas dependen para tener alimento. El río Misisipi desagua las grandes tierras de cultivo del oeste medio hacia el Golfo de México, lo que ha provocado una zona inerte del tamaño de Nueva Jersey que mata 212 000 toneladas métricas de peces al año. En otras palabras, peces y otros productos del mar, superalimentos nutricionales, deben morir para que podamos cultivar maíz y soya para la carne de granjas industriales.

Los peces de granja presentan su propia lista de inquietudes: más grasas omega-6 y menos omega-3 por su alimentación a base de soya y granos, por los antibióticos que reciben debido a la sobrepoblación, los altos niveles de PCB, los niveles inferiores de proteína y la necesidad de usar entre 2 y 5 kilogramos de comida para peces sacada del océano para juntar 500 gramos de pescado que los humanos quieran comer. Por suerte, hay una forma de elegir peces que sean muy nutritivos y tengan pocas toxinas: en específico, pescados salvajes y criados en granjas sustentables.

Mi mejor consejo es comer peces que tengan un bajo contenido de mercurio. Yo sé que a la gente le encanta el atún, pero entre más grande sea el pez, más probable será que esté expuesto a cosas como el mercurio y los microplásticos. Peces más pequeños, como las anchoas y las sardinas, están cargados de nutrientes y es menos probable que contengan toxinas. Si te dan asco cualquiera de los dos, incluí unas cuantas recetas en este libro que impresionarán a toda la familia. Considera la salsa arrabiata sencilla en la página 207.

Además de sardinas y anchoas, recomiendo caballa, arenque y salmón (que en conjunto se les conoce como SMASH, por sus siglas en inglés). Son ricos en grasas omega-3 y es menos probable que contengan niveles elevados de mercurio. Si te preocupa este metal, revisa tus niveles con un doctor de medicina funcional. Analiza además tus cifras de omega-3 para ver si necesitas incorporar más pescado o, quizá, un aceite de pescado o un suplemento de omega-3.

La cosecha marítima regenerativa es un movimiento en expansión. Las acuaculturas combinadas de algas, callos de hacha, ostiones, mejillones y almejas no requieren ninguna añadidura (fertilizantes, agentes limpiadores, aditivos, alimentos) en tanto capturan carbono (piensa en las algas como una selva bajo el agua). Las algas se pueden consumir o convertirse en bioplásticos, comida para animales, fertilizantes y más. Usar el alga para hacer compostas y fertilizar crea un ciclo virtuoso de nutrientes, donde el carbono, el nitrógeno y el fósforo se reciclan o reutilizan, enriqueciendo entonces el suelo y aumentando el rendimiento de los cultivos. Cultivar algas en sólo 3.8% del océano frente a las costas de California podría compensar por completo todas las emisiones agrícolas del estado. Alimentar al ganado con algas reduce sus emisiones de metano en 60%. Una organización sin fines de lucro, GreenWave, ayuda a los agricultores marinos a aprender dichos métodos e iniciar con una inversión muy pequeña. ¡Esto es el futuro!

Conclusiones del principio 6

1. **Come pollo, pavo, pato y huevo de libre pastoreo siempre que sea posible.** Que sean orgánicos es la segunda mejor opción. Mejora tu ingesta de proteína. Yo recomiendo dos porciones de 120 gramos al día de proteína animal. Otra forma de pensarlo es un trozo de carne o de proteína del tamaño de la palma de tu mano, cada comida. Por lo general, recomiendo comer huevo dos o tres veces a la semana. Algunas personas se sienten de maravilla comiendo huevo más seguido. A mí me gusta alternar desayunos para obtener una variedad de alimentos vegetales. Unos días me tomo un licuado, otros me tomo un café Bulletproof y algunos otros como un omelet con una guarnición de hojas verdes. Para ejemplos de pollo de calidad en Estados Unidos, revisa las páginas thrivemarket.com, butcherbox.com, grassrootscoop.com, localharvest.org (aves y huevo), eatwild.com.
2. **Consume sólo pescados con un bajo nivel de mercurio, tres veces a la semana.** Come pescados y mariscos salvajes. Mis favoritos son el salmón salvaje, ya sea enlatado o fresco, y pequeños peces con pocas toxinas, como sardinas, anchoas, arenque y caballa. Para mariscos, recomiendo almejas, mejillones, ostiones, camarones y callos de hacha. Cuando no puedas costear pescado salvaje, consume pescado de granjas con prácticas sustentables, restaurativas o regenerativas. Consulta la página cleanfish.com para saber más. Fishwise.org también es una fuente útil de pescado sustentable en ciertas áreas. Aléjate de pescados tóxicos o en peligro de extinción. Busca el símbolo de las Mejores Prácticas de la Alianza Global de Acuacultura. Seafood Watch también recomienda diversas organizaciones de ecocertificación para productos del mar salvajes y de granja, como Aquaculture Stewardship. Otras de mis fuentes favoritas para pescados de calidad incluyen vitalchoice.com, thrivemarket.com y butcherbox.com. Tienen pescados y mariscos salvajes y de granjas sustentables.

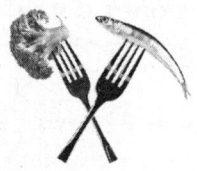

Principio 7
Come grasa en cada comida

Se ha difamado la grasa de manera injusta durante décadas. Dicen que obstruye tus arterias y te engorda. Se nos advierte que tiene más del doble de calorías por gramo que los carbohidratos y la proteína. Todos seguimos la recomendación baja en grasa que han dado los expertos y el gobierno a lo largo de los últimos 40 años. ¿Qué sucedió? Engordamos y nos volvimos diabéticos... pero mucho. Los índices de obesidad han aumentado de 5 a 42% desde que yo nací (estamos hablando de un incremento de 800%). Cuando yo empecé a comer grasa con cada comida me volví más feliz, más fuerte y tenía más energía. Las grasas correctas te pueden mantener sano y delgado, y alimentar tu cerebro. Las grasas incorrectas pueden ser mortales. A diferencia del azúcar, que básicamente toda es mala, las grasas son complejas.

La dieta pegana respeta y honra el hecho de que todos somos distintos, genética, metabólica y culturalmente. Lo que es medicina para uno puede ser veneno para otro. Algunas personas prosperan con una dieta abundante en grasa (se desploman sus niveles de colesterol, se encoge su cintura, desaparece la diabetes e incluso mejora el riesgo de insuficiencia cardiaca). Otros suben de peso y lidian con cifras anormales de colesterol. La mejor forma de saber cómo distintos alimentos pueden afectar tu cuerpo es hacer experimentos y análisis. Tu cuerpo sabe. ¡Escúchalo! Ningún dogma ni estudio te dirá qué funciona para ti. Roger Williams, el padre de la individualidad bioquímica (la idea de que todos somos genética y biológicamente únicos), dijo una vez: "Los humanos estadísticos son muy poco interesantes. A mí me interesan los humanos reales". A mí también.

Las grasas omega-6 versus las omega-3: lo que sabemos

Si bien algunos evangelistas de lo bajo en grasa siguen advirtiendo sobre los peligros del aguacate, las nueces y el aceite de oliva, su consejo contradice un inmenso cuerpo de evidencia relativo a estos alimentos protectores. Ciertas grasas son esenciales para la vida. Los alimentos enteros que contienen en su mayoría grasas monoinsaturadas —aceite de oliva, nueces, semillas y aguacate— ayudan en la prevención de cardiopatías, disminuyen la presión sanguínea y mejoran la sensibilidad a la insulina. Las grasas poliinsaturadas incluyen ácidos grasos omega-3 y omega-6, los cuales son componentes esenciales para la vida. Nuestro cuerpo no puede producir estas grasas, así que debemos consumirlas, pero además es crucial conservar un índice sano entre ellas. Si bien la discusión varía entre los pros y los contras de los aceites vegetales refinados (soya, canola, cártamo, de semilla de uva, etc.), no existe debate alguno sobre comer grasas omega-6 de alimentos enteros como leguminosas, granos, nueces y semillas. Son seguros mientras estés recibiendo suficientes grasas omega-3. El problema es que la dieta occidental contiene demasiadas grasas omega-6 de las fuentes equivocadas, como aceite de soya GM (10% de nuestras calorías, y sobre todo de alimentos procesados) y aceite de canola GM, y muy pocas grasas omega-3 de pescados, huevos de libre pastoreo, linaza, chía, cáñamo y carne de libre pastoreo. Las grasas poliinsaturadas omega-6 son saludables, pero cíñete a formas alimentarias enteras, como son granos, leguminosas, nueces y semillas. Puedes usar ocasionalmente aceites sin OGM, no refinados y prensados en frío, como el de ajonjolí y de girasol alto oleico. Aléjate de todos los aceites oxidados, procesados industrialmente, de extracción con calor o solventes. Mis aceites favoritos para cocinar a altas temperaturas son aceite de aguacate, aceite de coco y ghee. Todos tienen puntos de quema muy altos. Para cocinar a temperaturas bajas (como preparar una salsa de tomate), prefiero el aceite de oliva. En ensaladas y para rociar, me gustan el aceite de almendra, el aceite de macadamia, el aceite de ajonjolí, el tahini, el aceite de linaza, el aceite de cáñamo y, por supuesto, el aceite de oliva virgen extra.

Grasa saturada: ¿saludable o dañina?

Las grasas saturadas se encuentran en los lácteos, la carne, el aceite de coco y hasta en muchos alimentos vegetales, incluso en nueces saludables, aceitunas y aguacates. Hasta el aceite de oliva que es sano para el corazón tiene 20% de grasa saturada. Las recomendaciones médicas y gubernamentales han calumniado a la grasa saturada. Nos han dicho que es la causa número uno de cardiopatía. Pero la grasa saturada bien podría no ser el villano que alguna vez creímos.

No existe una sola grasa saturada notoriamente mala, a excepción de las recientemente prohibidas grasas trans, que son aceites vegetales químicamente alterados para volverlos sólidos (¡piensa en la manteca vegetal!). Hay muchas grasas saturadas que tienen diversos efectos en el cuerpo. Lo importante es qué comes junto con esas grasas. La mantequilla en tus galletas podría ser mortal, pero la mantequilla en tus verduras podría ser útil. Un consejo clave: no comas grasas saturadas en combinación con almidones y azúcares (que desafortunadamente es como la mayoría de las personas las consumen); esto provoca inflamación, aumento de peso, diabetes, demencia y cardiopatía.

Las diferencias genéticas y biológicas individuales también impactan significativamente las respuestas a las grasas saturadas en los alimentos. La información sobre las grasas saturadas es compleja y confusa (como suele ser con casi toda la ciencia de la nutrición). Para la mayoría de nosotros, incluir un poco de mantequilla de libre pastoreo u otros lácteos, carne o incluso un poco de aceite de coco sin refinar está bien. La clave, de nueva cuenta, es ver qué te funciona a ti. Una paciente en una dieta cetogénica (alta en grasas, baja en carbohidratos) con muchísima mantequilla y aceite de coco bajó 100 puntos de su colesterol total y 200 puntos de sus triglicéridos, y subió 30 puntos su colesterol HDL. También perdió esos difíciles 10 kilos. Los lípidos de otro ciclista delgado subieron a niveles espeluznantes con una dieta alta en grasas saturadas. Sé tu propio conejillo de Indias. Prueba, analiza y prueba otra vez.

En la medicina funcional, no sólo vemos tu colesterol total, el LDL y el HDL. ¿Por qué? El colesterol por sí solo no es problemático, como alguna vez se creyó. Lo que más importa son el patrón general y la calidad de tu perfil de colesterol, así como tus demás factores de riesgo. Hacemos un análisis en particular que mide la calidad de tus lípidos: el tamaño de las partículas y su cantidad. ¿Tienes partículas grandes, esponjosas y protectoras de LDL? ¿O tienes partículas pequeñas, densas y peligrosas de LDL que provocan enfermedades cardiacas? Se llama análisis RMN para medir el tamaño de las partículas, y lo hace LabCorp (o Cardio IQ, de Quest Diagnostics). Sin las pruebas correctas, estás volando a ciegas, tratando de definir tu riesgo de cardiopatía. Si estás consumiendo una dieta alta en grasa y baja en carbohidratos, pero tu colesterol sigue subiendo, analiza el tamaño de tus partículas. Si tienes muchas partículas pequeñas y densas, una dieta alta en grasa no es la correcta para ti. Ve la sección de recursos en la página 221 para más información sobre cómo obtener e interpretar este análisis.

Los análisis genéticos nutricionales también pueden ser útiles para guiar tus decisiones alimentarias. Tu capacidad de tolerar las grasas saturadas podría ser enteramente genética y es crucial contar con esa información. Por ejemplo, los pacientes con el gen *ApoE4*, el cual puede aumentar el riesgo de desarrollar cardiopatías y enfermedad de Alzheimer, son propensos a la inflamación y no les sienta bien consumir muchas grasas saturadas. Estas personas deberían limitar su grasa saturada, pero disfrutar grasas de fuentes como pescados, aceite de oliva, aguacate, nueces y semillas. En mi práctica utilizo análisis de nutrigenética para ayudar a resolver problemas clínicos difíciles y personalizar las dietas de mis pacientes. Hablaré más al respecto en el principio 12.

Qué grasa comer

En resumidas cuentas, aun si las grasas son complejas, comer una dieta sin grasa no es bueno para tu salud. Necesitamos grasas para sobrevivir. Cada célula está hecha de grasa, el recubrimiento de nuestros nervios está hecho de grasa, nuestro cerebro es más que nada grasa, nuestras hormonas están hechas de grasa, nuestras células y nuestro metabolismo funcionan mejor con grasa. Las grasas te ayudan a absorber todas esas vitaminas beneficiosas de alimentos vegetales que son solubles en grasa, y se ha visto que algunas grasas disminuyen el riesgo de cardiopatía, diabetes tipo 2 y obesidad. La clave es comer las grasas correctas y alejarte de las malas. Te dejo un acordeón que lo simplificará muchísimo:

Comer	Evitar o limitar
Aceite de oliva virgen extra orgánico	Aceite de soya
Aceite de aguacate orgánico	Aceite de canola
Aceite de nuez de Castilla	Aceite de maíz
Aceite de almendra	Aceite de cártamo
Aceite de macadamia	Aceite de girasol
Aceite de ajonjolí sin refinar	Aceite de cacahuate
Tahini (pasta de ajonjolí)	Aceite vegetal, aceite de semilla de uva
Aceite de linaza	Manteca vegetal
Aceite de cáñamo	Margarina y sustitutos de mantequilla
Aguacate, aceitunas y otras fuentes vegetales de grasa	Cualquier cosa que diga "hidrogenado"
Nueces y semillas	
Mantequilla de vacas o cabras de libre pastoreo, alimentadas con pastura	
Ghee de libre pastoreo	
Sebo, manteca, grasa de pato o grasa de pollo orgánicos, de crianza humana	
Aceite de coco o aceite TCM (triglicéridos de cadena media)	
Aceite de palma sustentable (busca aceite de palma certificado como sustentable)	

Conclusión del principio 7

No temas a la grasa; come las grasas correctas con cada comida. La grasa no te va a engordar, a menos que la comas con almidones y azúcares, como la mayoría de las personas. Come entre tres y cinco porciones de grasa al día, y come grasas que provengan sobre todo de fuentes vegetales. A no ser que se trate de grasas trans, no provocarán enfermedades cardiacas. Mis grasas favoritas son aguacates, aceitunas, nueces, semillas y aceites tradicionales, como aceite de oliva virgen extra y aceite de aguacate. Pequeñas cantidades de mantequilla, ghee de libre pastoreo y aceite de coco o TCM son buenos para la mayoría de nosotros. Si consumes una dieta alta en grasa y tienes curiosidad por saber cómo está afectando tu cuerpo, te recomiendo investigar sobre el análisis RMN para conocer el tamaño de tus partículas de colesterol.

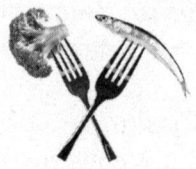

Principio 8
Evita los lácteos (en su mayoría)

La leche. Le hace bien al cuerpo porque construye huesos sanos y fuertes. ¿O no? Nuestro romance con la leche tiene mucho más que ver con una buena publicidad y un buen marketing (como la campaña "Got Milk?" (¿Tienes leche?) en Estados Unidos), que con buena ciencia. Las sensibilidades a la leche y los lácteos se encuentran entre las principales causas de los síntomas que veo en mi práctica como médico. Si la leche no es el alimento saludable que nos han hecho creer, ¿por qué los lineamientos alimentarios del gobierno nos imploran consumir tres vasos de leche al día? Desde luego no por razones científicas, de acuerdo con dos de los principales científicos de nutrición en el mundo, David Ludwig y Walter Willett de Harvard, quienes revisaron 100 de los principales estudios sobre leche para un artículo publicado en el *New England Journal of Medicine*.[19] El título debió haber sido "¿Tienes pruebas?" Aparentemente no. De hecho, mientras que los supuestos beneficios resultaron no ser ciertos, sí existen riesgos muy reales de cáncer, alergias, enfermedades autoinmunes, trastornos hormonales, eczema y problemas digestivos, sin mencionar el daño climático y medioambiental por los lácteos de granjas industriales.

El mito del calcio

Se nos dijo que la principal razón de que necesitemos lácteos es porque son la mejor fuente de calcio y nos darán huesos fuertes, con lo cual las fracturas se reducirán. Uy. Nos equivocamos... y por mucho. Además del hecho de que los países con el mayor consumo de lácteos, como Suecia, tienen los índices más elevados de fracturas y los países con el menor consumo, como China e Indonesia, tienen los índices más bajos de fracturas, un estudio con 100 000 hombres descubrió que un vaso de leche al día, tomado en la adolescencia, incrementaba el riesgo de fractura en 9%,[20] y cada vaso adicional de leche aumentaba el riesgo de romperse un hueso otro 9 por ciento.

¿De qué otra manera —te podrás preguntar—, vas a obtener tu calcio y tu vitamina D? En primer lugar, la leche se fortifica con vitamina D; no se encuentra de manera natural en los lácteos. Las mejores fuentes naturales de vitamina D son el arenque, los hongos porcini y la luz del sol. ¿De dónde sacan las vacas su calcio? De las plantas. ¿Por qué comer calcio de segunda mano cuando puedes tenerlo de primera mano a través de hojas verdes (kale, acelgas, arúgula), tofu, ajonjolí (en especial, tahini), chía, sardinas y salmón enlatado con hueso?

El mito de lo bajo en grasa

Estoy seguro de que habrás escuchado cómo los lácteos bajos en grasa te ayudarán a perder peso. También es incorrecto. Los niños, adolescentes y adultos que consumen leche baja en grasa suben más de peso. ¿Por qué? La grasa te llena, así que comes menos en general. Resulta que los lácteos enteros, no los bajos en grasa, pueden reducir el riesgo de diabetes.[21] Tales hallazgos se basan en medir los niveles reales de grasa de los lácteos en la sangre, no usar cuestionarios de comida nada más. Un estudio de 22 años con 3 000 adultos mayores examinó el vínculo entre el consumo de lácteos, las cardiopatías y la muerte.[22] Las personas que tuvieron los niveles más altos de ácidos grasos saturados de lácteos en la sangre tuvieron 42% menos riesgo de morir de infarto y ningún incremento en el riesgo de cardiopatía. Los investigadores sugieren reevaluar los lineamientos alimentarios actuales para dejar de recomendar opciones de lácteos bajos en grasa.

Aun cuando los lácteos enteros son una mejor opción que los descremados y bajos en grasa, por lo general recomiendo productos tradicionales de leche de vaca. Hasta 70% de la población mundial es intolerante a la lactosa. La mayoría de mis pacientes se siente mejor sin leche ni queso en su dieta. Comentan mejoras en su piel y digestión. Se sienten menos congestionados. Resulta que la leche es el alimento perfecto de la naturaleza, pero sólo si eres un becerro.

La leche también incrementa el factor 1 de crecimiento similar a la insulina (IGF-1) en los humanos, algo parecido a un fertilizante para las células cancerígenas. La leche no sólo reprueba en las pruebas científicas a falta de beneficios para la salud, sino que los lacteos industriales modernos de vaca enferman gravemente a muchas personas.

Si quieres lácteos, te daré algunos consejos

Existen algunos productos lácteos que yo incluyo ocasionalmente y que recomiendo a mis pacientes. Si te encantan los lácteos, prueba productos de oveja o de cabra (o alguna vaca heirloom), los cuales tienen menos caseína inflamatoria y su A2 se tolera mejor. La mayoría de las vacas en la actualidad tiene niveles altos de la proteína caseína A1, la cual provoca inflamación, alergia, acné, eczema y más. La leche A2 contiene glutatión, un compuesto natural poderoso, antioxidante, antiinflamatorio y desintoxicante. Si sólo te gustan los lácteos de vaca, mi recomendación es elegir lácteos enteros de libre pastoreo, idealmente criados con métodos regenerativos y obtenidos de vacas A2. Busca en a2milk.com alguna fuente cerca de ti. Las vacas de Guernsey y Jersey producen más leche A2, al igual que las vacas de India y África.

En lo personal, yo consumo ghee y mantequilla de libre pastoreo, yogur de oveja de libre pastoreo o queso de cabra o de oveja (de animales criados con sus dietas tradicionales). La mantequilla es una fuente rica de butirato, un ácido graso que puede prevenir el cáncer, acelerar tu metabolismo y disminuir la inflamación. Es mucho más fácil que la gente digiera el ghee (una forma tradicional de mantequilla de la India sin el suero ni la caseína), y es excelente para cocinar a altas temperaturas. El kéfir y el yogur, ricos en probióticos, tienen algunos beneficios y, junto con los lácteos de cabra y oveja, suelen ser las únicas formas de lácteos que yo recomiendo para los pacientes con alteraciones intestinales. Consume formas sin toda el azúcar. Muchos yogures "endulzados con fruta" contienen más azúcar por porción ¡que una lata de refresco! Tú puedes añadir tus propias moras en casa.

Un acordeón para elegir lácteos:

Comer	Evitar o limitar
Yogur entero, sin endulzar, de libre pastoreo	Todos los lácteos si tienes alergias, acné, problemas digestivos o una enfermedad autoinmune
Kéfir (leche de vaca fermentada)	Lácteos de vacas criadas convencionalmente
Mantequilla o ghee de libre pastoreo	Leche descremada, baja en grasa o productos lácteos sin grasa
Lácteos de cabra o de oveja si no tienes sensibilidad a los lácteos	Queso hecho con leche descremada o semidescremada

Conclusión del principio 8

Los lácteos no son un grupo alimentario esencial. Es probable que sean dañinos para la mayoría de las personas. No consumas productos lácteos bajos o reducidos en grasa. Suelen contener azúcar y aditivos, y podrían estimular el aumento de peso. ¿Un vaso de leche es mejor que un refresco? Sí. Pero eso no es decir mucho. Si amas los lácteos, elige lácteos de una vaca heirloom A2 alimentada con pastura o lácteos de oveja o cabra. Si puedes tolerar los lácteos, está bien consumir de vez en cuando mantequilla y ghee de libre pastoreo, así como yogur, kéfir y queso de cabra y de oveja de libre pastoreo, sin endulzar. Si eres intolerante a la lactosa, sensible a los lácteos o tienes problemas digestivos, evita consumir productos lácteos por completo.

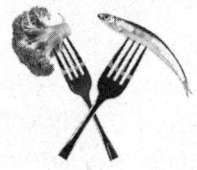

Principio 9
Aliméntate como un regenetariano

Nuestro sistema agrícola es destructivo... para la tierra y para la salud humana. La forma como producimos alimento destruye los suelos, arrasa con selvas, acaba con nuestros recursos de agua fresca y promueve la pérdida masiva de biodiversidad. (Hemos perdido 75% de nuestras especies polinizadoras, 90% de nuestras especies de plantas comestibles y la mitad de todas las especies de ganado, sin mencionar los millones de otras especies de flora y fauna). Los alimentos producidos con agricultura industrial conducen a por lo menos 11 millones de muertes al año y promueven nuestra epidemia de obesidad. Necesitamos construir un sistema regenerativo, uno que regenere la tierra y la salud humana. La buena noticia es que hoy es más posible que nunca.

Nuestro planeta está agotado

En mi libro anterior, *Come mejor, salva al planeta*, tracé todo esto, incluyendo cómo el sistema alimentario es el principal contribuidor del cambio climático y cómo arreglar este aspecto es la solución número uno. Si no te preocupa el cambio climático, te debería importar esto: las Naciones Unidas estiman que nos quedan 60 cosechas nada más antes de quedarnos sin suelos. ¿Por qué esto es relevante? Si tienes (o planeas tener) hijos o nietos, van a necesitar comida. No hay suelos.

No hay comida. No hay humanos. Aparte de impulsar el cambio climático y la pérdida de suelo, nuestras prácticas modernas de cultivo destruyen los recursos naturales y la biodiversidad, matan arrecifes de coral, contaminan océanos, destruyen selvas y derivarán en última instancia en una inseguridad alimentaria masiva. Nuestra manera misma de cultivar comida amenaza nuestra capacidad futura de cultivarla.

Nuestro sistema alimentario es responsable por casi la mitad de todas las emisiones de gases de efecto invernadero, sea por deforestación, prácticas agrícolas destructivas, desperdicio de comida y pérdida de suelos o daño a ellos. La desaparición de los suelos representa un tercio de todo el carbono actual en la atmósfera, o 300 000 millones de toneladas de CO_2. Una quinta parte de los combustibles fósiles se emplea en nuestro sistema alimentario, mucho más que para la transportación de aviones, barcos, autos y camiones en conjunto.

Lo que le hacemos al planeta se lo hacemos a nuestro cuerpo, y lo que le hacemos a nuestro cuerpo se lo hacemos al planeta. Nos guste o no, los humanos somos parte del ecosistema biológico. Los científicos han acuñado un nuevo término para describir nuestra época (como la era de hielo, por ejemplo): *Antropoceno*, el cual refleja que los humanos son, por primera vez en la historia, el principal factor promotor de cambios en los climas y ecosistemas del mundo.

Como médico, me di cuenta de que en mi consultorio no podía curar enfermedades crónicas como la obesidad, la diabetes y la cardiopatía. La solución está en la granja y en nuestros supermercados, cocinas y restaurantes; en otras palabras, en nuestro sistema alimentario. La comida es medicina para los humanos. Y la comida cultivada de formas restaurativas y regenerativas es medicina para el planeta.

Lo que muchos creen es que una dieta regenerativa, positiva para el clima, sería la dieta vegana a base de plantas. Sí, todos deberíamos consumir una dieta abundante en plantas a favor de nuestra salud. Las granjas industriales son un auténtico desastre climático y medioambiental, y se deberían prohibir, pero esto no quiere decir que se deban prohibir los animales en la agricultura.

La ciencia es clara. Los animales *deben* estar incluidos en el ciclo natural de agricultura regenerativa para crear suelos, producir fertilizante, conservar el agua y eliminar la necesidad de químicos agrícolas tóxicos. Comerlos es opcional. Integrarlos en los diversos ecosistemas naturales de las granjas, no. Una dieta vegana *versus* una omnívora es una falsa decisión para el clima y para el medioambiente. Podemos comer todas las hamburguesas vegetales a base de soya que queramos, pero no nos salvará del cambio climático.

¿Cómo funciona la agricultura regenerativa?

Los animales criados de manera regenerativa son un beneficio neto para el cambio climático al restaurar el sumidero de carbono más grande del planeta, mucho más extenso que todas las selvas, un sumidero que puede guardar tres veces más carbono del que se encuentra en la atmósfera hoy en día: el suelo. No existe una mejor tecnología para capturar carbono en el planeta que la fotosíntesis. Es gratis y existe casi en cualquier parte. La mejor forma de crear suelos, por mucho, es imitar el comportamiento natural de los animales de pradera con un pastoreo gestionado. Pastar en exceso es destructivo y lleva a un incremento de la desertificación. (Perdemos el equivalente al territorio de Nicaragua en tierras de labranza cada año, convertidas en desiertos). El 40% de las tierras agrícolas no es ideal para cultivos, pero es perfecto para el pastoreo gestionado y la agricultura regenerativa. Algunos estiman que podríamos bajar entre 50 y 100% de todo el carbono liberado en la atmósfera desde la Revolución Industrial si aumentáramos la agricultura regenerativa.

Todos los efectos secundarios de la agricultura regenerativa son positivos: produce alimentos de una densidad nutricional muy superior, reestablece los suelos ricos en nutrientes y restaura los hábitats naturales de insectos, aves y mamíferos. Los animales (vacas, pollos, cerdos, ovejas y cabras) buscan naturalmente plantas con la mayor cantidad de fitonutrientes, minerales, vitaminas y compuestos medicinales, mientras son criados de la forma más humana posible. Ahora mismo las granjas regenerativas representan sólo 1% de la agricultura. El canto de la sirena de la agricultura comercial es que, si bien las granjas locales, orgánicas y regenerativas son muy lindas, no van a alimentar al mundo. Esta idea ya se desmintió. A nivel mundial, científicos, gobiernos y las Naciones Unidas comprenden la apremiante necesidad de un nuevo método para cultivar alimentos, tanto por nuestra salud como por la salud del planeta.

La agricultura regenerativa es más redituable para los granjeros (hasta 20 veces más redituable) en un mundo donde el granjero común, obligado a tomar préstamos bancarios y seguros para sus cosechas, y comprar semillas y químicos de las grandes empresas agrícolas, pierde alrededor de 1 600 dólares al año. También produce mayores rendimientos y comida de mejor calidad. Cuando votamos con nuestro dinero y con nuestros tenedores al elegir alimentos cultivados de manera regenerativa, enviamos un mensaje a las empresas de que queremos más granjas sustentables. Compañías como General Mills, Nestlé, Danone y otras están invirtiendo en agricultura regenerativa. Algunas empresas de comida incluso pagan a los granjeros para convertir su granja al método regenerativo, involucrándose donde el gobierno no lo ha hecho, porque comprenden que su cadena de suministro de materia prima agrícola está amenazada si nuestras prácticas actuales continúan con este descontrol.

Tus decisiones importan

Comer a favor de la salud del planeta no se trata nada más de grandes empresas y políticas. Tus decisiones cotidianas tienen igualmente un impacto. El desperdicio de comida, la falta de un reciclaje adecuado y el uso excesivo de plástico contribuye al cambio climático. De hecho, el desperdicio de comida es uno de los principales contribuyentes del cambio climático. El 40% de la comida en nuestra cocina se va a la basura. Si la comida que desperdiciamos fuera un país, sería el tercer emisor más grande de gases de efecto invernadero, después de Estados Unidos y China. Los residuos orgánicos en la basura emiten por encima de tres veces más metano que el ganado de las granjas industriales. Los microplásticos que provienen de los desperdicios arrojados al mar terminan en nuestros pescados, mariscos y hasta en cosas como el té, la sal, la cerveza, el agua embotellada y de la llave, y más. ¿Esto quiere decir que deberíamos entrar en pánico? No. Significa que necesitamos vivir tan sustentablemente como sea posible, y parte de ello incluye la forma como cultivamos, consumimos y desechamos la comida y los productos relacionados con comida. Recuerda, sea cual sea la dieta que elijamos (vegana, vegetariana, paleo y todo lo que hay en medio), podemos encaminarnos hacia una forma regenerativa y protectora de comer, tanto por nosotros mismos como por el planeta.

¿LAS CARNES VEGETALES SON LA RESPUESTA AL CAMBIO CLIMÁTICO?

La moda actual de las carnes vegetales es una distracción. Los beneficios son dudosos cuando mucho y los riesgos son inciertos. Sí, todos deberíamos comer más alimentos vegetales, pero alimentos enteros, no proyectos de ciencia industriales con ingredientes genéticamente modificados, proteínas nuevas y un toque de herbicida, también conocido como glifosato (un destructor carcinógeno del microbioma), nada más para completar. Sí, una hamburguesa de soya es mucho mejor que una hamburguesa de carne criada en hacinamiento, pero resulta que comer una hamburguesa de res criada regenerativamente elimina 3.5 kg de CO_2 de la atmósfera, mientras que la hamburguesa de Impossible Foods (con soya GM) añade 3.5 kg de CO_2.[23] Un análisis independiente del ciclo de vida, hecho por expertos en sustentabilidad de Quantis, descubrió que tendrías que comer una hamburguesa de res criada con métodos regenerativos para contrarrestar las emisiones de carbono de una hamburguesa de soya GM de Impossible Foods. En lugar de comer carnes creadas en un laboratorio, prepara tu propia hamburguesa de frijol o de lenteja. ¡Cómete un sándwich de tempeh! Enfócate en los alimentos reales y enteros, no los sintéticos.

Exploraremos una dieta vegana óptima en el principio 14. Si eres carnívoro, siempre que puedas elige carne de libre pastoreo, de crianza regenerativa, y la segunda mejor opción es que sea alimentada con pastura. Conforme aumente la demanda, también lo hará el abastecimiento y los precios bajarán. Si comes pescado, elige de pesca salvaje y sustentable, y peces que no estén amenazados. Elegir carnes, aves y pescados criados de una forma sustentable, aplicando prácticas regenerativas, no sólo contribuye a revertir el calentamiento global, sino que crea mejores alimentos con una mayor densidad nutricional para ti.

Conclusiones del principio 9

1. **Compra de productores locales y orgánicos. Únete a algún programa agrícola de apoyo comunitario cerca de ti para**

obtener **productos orgánicos locales.** En Estados Unidos puedes consultar Local Harvest (localharvest.org) para encontrar programas así. Compra en los mercados también; apoyan los sistemas alimentarios locales.
2. **Busca la nueva etiqueta del certificado de orgánico regenerativo (ROC, por sus siglas en inglés),** el cual cubre tres aspectos: salud de los suelos, bienestar animal y justicia social.
3. **Acaba con el desperdicio de comida.** Empieza una pila de composta. Compra sólo lo que necesites. Come tus sobras y aprende a preparar comidas con lo que sea que tengas en el refrigerador. Me sorprende cuando escucho a la gente decir que no tienen nada que preparar, y cuando miro en sus alacenas y refrigeradores veo un mundo de posibilidades. Intenta usar aditamentos como FreshPaper para mantener tus frutas y verduras más frescas durante más tiempo. Al comprar alimentos frescos, considera los productos imperfectos o descartados —frutas y verduras que suelen acabar en los basureros—, que no sean perfectos, a precios de descuento. Revisa la sección de recursos en la página 221 para más información.
4. **Limita tu uso de plásticos.** Todos los plásticos que tiramos contribuyen a la contaminación del medioambiente. El 91% del plástico no se recicla,[24] incluso gran parte de lo que se arroja al bote de reciclaje. En cambio, usa contenedores de vidrio. Lleva tazas reutilizables a tu cafetería favorita. Lleva utensilios contigo. Podrá sonar frívolo, pero es importante.
5. **Come alimentos enteros, reales.** ¡Evitar los alimentos empacados, ultraprocesados, te vuelve un defensor del clima!

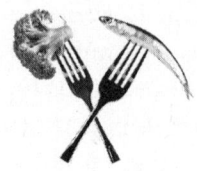

Principio 10
Considera el azúcar como una droga recreativa

Todos podemos admitir que el azúcar sabe deliciosa, pero es mortal cuando se consume en exceso. La dosis crea el veneno. Un postre dulce ocasional es inofensivo para la mayoría de nosotros, pero Estados Unidos es un país de adictos al azúcar que consume alrededor de 70 kilogramos por persona, al año. Estamos hablando de un promedio de casi 500 gramos de porquería al día, y eso sin incluir la harina (otros 60 kilogramos al año, por persona), que es todavía peor que el azúcar para tu cuerpo.

La ciencia de la adicción al azúcar

¿Por qué es tan nociva el azúcar? En primer lugar, tenemos cientos de genes que nos protegen de morir de hambre, pero muy pocos para protegernos de la abundancia o el sobreconsumo. Si nuestros ancestros tenían suerte atacaban un panal de abejas para llevarse la miel o encontraban un arbusto de moras que les duraba unas cuantas semanas al final del verano. Ahora habitamos en un mar de azúcar, lo que hace que nuestra biología se vuelva loca, en especial nuestras hormonas, química cerebral y sistema inmunológico, por lo que aumentan los antojos y la reserva de grasa (en el abdomen y alrededor de los órganos), se desacelera el metabolismo y alimentamos nuestra epidemia de obesidad, cardiopatía, diabetes, cáncer y demencia. Todo se reduce a la resistencia a la insulina. En Estados Unidos, por ejemplo, una de cada dos personas, incluyendo uno de cada cuatro adolescentes, tiene prediabetes o diabetes tipo 2. Solía llamarse diabetes del adulto. Ya no. ¿Por qué 75% de la gente en Estados Unidos (y cada vez más en el mundo) tiene sobrepeso? Son el azúcar y los almidones, no la grasa, lo que nos está matando.

A pesar de saber que el azúcar destrozará nuestra salud, seguimos consumiéndola. ¿Por qué? Es biológicamente adictiva. Nuestro cuerpo está programado para desear y buscar el azúcar, y conservarla como grasa para el duro invierno que vendrá. Pero a diferencia de *Juego de tronos*, el invierno nunca llega. El verano del azúcar nunca termina. Imagina tener crack en cada esquina por meros centavos la dosis. La adicción al azúcar es un trastorno biológico promovido por hormonas y neurotransmisores que alimentan los antojos y afectan los mismos centros de placer en el cerebro que la heroína y la cocaína. Me imagino que nunca te has acabado una bolsa de aguacates. Las galletas siempre tienden a desaparecer.

A menos que hayas dejado por completo el azúcar alguna vez, es poco probable que seas capaz de autorregularte y disfrutar un postre dulce de vez en cuando. Hacer una pausa y restablecer tus hormonas, cerebro y sistema inmunológico ayuda a reestablecer tu relación con el azúcar. Yo como azúcar, por supuesto. La clave es volverte metabólicamente resistente. ¿Cómo? Empieza con la dieta pegana, haz ejercicio y toma medidas de manera activa para manejar tus niveles de estrés. Sí, ¡el estrés también puede hacer que se dispare tu glucosa!

Una o dos veces al año tengo un periodo de desintoxicación de azúcar para reiniciar mi cuerpo. Se llama *reinicio de 10 días*. No es una solución rápida. No es una dieta de privación. Es un sistema que funciona usando alimentos reales y enteros, los nutrientes correctos y los hábitos correctos para reiniciar tu sistema y apoyar la salud de tu glucosa. Comentaré más al respecto en el principio 13. Si tienes sobrepeso, eres prediabético o tienes diabetes tipo 2, se necesitará un reinicio más prolongado para reparar tu metabolismo. Para algunos, incluso un poco de azúcar puede desatar una espiral negativa. Las variaciones genéticas en el gusto dulce, el placer de la dopamina y otros factores clave predisponen a ciertas personas a los antojos, la adicción y el consumo en exceso.

Una relación sana con el azúcar se da cuando no se te antoja ni la necesitas todos los días. Piensa en el azúcar como una droga recreativa o un gusto que te das. A mí me encanta tomar una copa de vino o un poco de tequila de vez en cuando, pero no los bebo todos los días, ni en el desayuno, la comida y la cena. De la misma manera, el azúcar es un alimento para consumir esporádicamente, no todos los días o con cada comida. No obstante, sí existen ciertas categorías de azúcar que te recomiendo abandonar por completo.

No consumas jarabe de maíz de alta fructosa

El jarabe de maíz de alta fructosa (JMAF) es un producto alimentario industrial que dista mucho de ser natural. Se extrae de la caña del maíz por medio de un proceso químico enzimático. El azúcar regular se hace con partes iguales de glucosa y fructosa. El jarabe de maíz de alta fructosa contiene 55% de fructosa y 45% de glucosa (pero algunos JMAF tienen hasta 75% de fructosa), volviéndolo más dulce y más adictivo. La razón de que esta cosa sea tan ubicua en la comida procesada es por lo barato que es crearla (gracias a los subsidios). Más barato y más dulce se traduce en más ganancias y más clientes. Desde que el jarabe de maíz de alta fructosa llegó al mercado, hemos visto índices mayores de obesidad, enfermedad de hígado graso, diabetes y padecimientos crónicos, en particular en niños que toman refresco. De hecho, la causa número uno de enfermedad de hígado graso en los niños es consumir refrescos, debido al jarabe de maíz de alta fructosa. El consumo constante de este veneno agujera tu intestino, lo cual conduce a la condición de intestino permeable y promueve la inflamación. Se debe evitar el JMAF a toda costa, y no sólo por su contenido de fructosa, sino porque casi siempre se encuentra en sustancias ultraprocesadas, semejantes a un alimento, de mala calidad.

No tan rápido con los edulcorantes o los sustitutos del azúcar

Los endulzantes artificiales son igual de malos y quizá incluso peores que el azúcar regular.[25] ¿Cómo puede ser? No incluyen calorías, pero recuerda, la comida es información, no calorías nada más. Las moléculas de diseñador excesivamente dulces (mil veces más dulces que el

CONSIDERA EL AZÚCAR COMO UNA DROGA RECREATIVA

azúcar de mesa) tienen un efecto desfavorable en tu cerebro, tus hormonas y hasta tu microbioma. Nos hemos creído el astuto halo de cero calorías fabricado por la industria alimentaria con Splenda, NutraSweet, Equal, Sweet'N Low y los alcoholes de azúcar. Los endulzantes artificiales reprograman tu cerebro, alimentan la obesidad y la grasa abdominal, y son muy adictivos. Yo preferiría que todos tomaran un poquito de azúcar o de miel de abeja en su café o té, en lugar de usar paquetitos de edulcorantes diario.

Evita los alcoholes de azúcar, como el eritritol, sorbitol, maltitol y manitol. No se digieren y pueden fermentarse en tu intestino, provocando diarrea, inflamación y gases. Si tienes disbiosis intestinal y cualquier problema digestivo, como síndrome de intestino irritable, es de particular importancia alejarte de los alcoholes de azúcar.

Los sustitutos para el azúcar, como stevia natural y fruto del monje son mejores opciones. Son fabulosos para hornear, pero úsalos con moderación. Un poco de miel de abeja, de miel de maple de alta calidad o de azúcar de coco está bien en pequeñas dosis, como una cucharadita aquí y allá. Por lo general el problema no es la cantidad de azúcar que le agregamos al café o a la comida (a menos que estemos horneando con tazas de azúcar); es el azúcar oculto en toda la comida procesada, desde aderezos para ensalada hasta panes, lo que causa dificultades. Entiendo que las galletas lleven azúcar. Pero ¿la salsa de tomate? Hay más azúcar en una porción de salsa de tomate que en dos galletas Oreo.

La siguiente tabla señala qué azúcar es segura para un consumo ocasional y qué tipos deberías evitar del todo:

Disfruta en cantidades limitadas	Elimina o reduce
Fruto del monje	Endulzantes artificiales (Splenda, NutraSweet, Equal, Sweet'N Low, etcétera)
Hojas de stevia orgánicas (no Pure Via o Truvia, hechas por Pepsi y Coca-Cola)	Alcoholes de azúcar
Azúcar de dátil	Jarabe de maíz de alta fructosa

Disfruta en cantidades limitadas	Elimina o reduce
Miel de abeja	Azúcar blanca refinada
Miel de maple	Azúcar morena
Azúcar de coco	
Melaza	
Jugo de fruta fresca (máximo 120 mililitros, no todos los días, y nunca con el estómago vacío)	

Conclusiones del principio 10

1. **Recuerda, el azúcar es una droga recreativa.** No se trata de un grupo alimentario necesario. Si quieres disfrutar formas seguras de endulzantes, está bien. Un poco de miel de abeja en tu té o tu café está bien. Algún postre una o dos veces a la semana también está bien. En lo personal disfruto un poco de chocolate amargo diario, pero no me sobrepaso, y no consumo azúcar en el desayuno, la comida y la cena. Come azúcar al final de una comida con alimentos enteros y buena densidad nutricional (la dieta pegana) para disminuir sus efectos nocivos. No obstante, si sabes que un poco de azúcar se volverá una bola de nieve que acabará en el sobreconsumo o disparará comportamientos adictivos, aléjate. Es posible que tome tiempo volverte metabólicamente resiliente. Intenta endulzar las comidas con fruta entera.
2. **Cambia tu relación con el azúcar.** Intenta dejar el azúcar por 10 días y ve cómo te sientes. Si necesitas ayuda, revisa mi reinicio de 10 días. Puedes encontrar más información al respecto en el principio 13.

3. **Tira a la basura tu Splenda, Equal y NutraSweet.** Si tienes la necesidad de preguntar si el consumo de x es seguro (otro además de los mencionados antes), la respuesta es no.
4. **No consumas jarabe de maíz de alta fructosa, nunca.** Los niños no necesitan refrescos ni refrescos de dieta. Si les encanta, haz una transición hacia agua mineral con un poco de jugo de fruta, bebidas carbonatadas endulzadas como Spindrift, o alternativas más saludables de refrescos, como Zevia, que endulza con stevia.

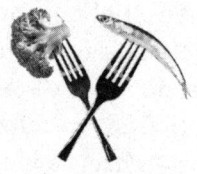

Principio 11
No dependas del café ni del alcohol

Si te ves obligado a depender del café para despertar en la mañana y de una copa de vino para relajarte en la noche, es momento de reiniciar tu cuerpo. No quiere decir que no deberías disfrutar estas bebidas. Yo también disfruto el café y una copa de vino o un coctel de vez en cuando, pero no dependo de ellos. La dependencia al café y al alcohol puede interferir con tus hormonas, tu sueño, tu estado de ánimo y más. Sólo hay una bebida que necesitas para estar sano, y se llama agua.

Nuestro cuerpo se compone en su mayoría de agua. Si no la reponemos seguido, nuestra salud lo padece. Si no eres fanático del agua simple puedes intentar añadiendo un poco de limón verde o amarillo, o pepino, a una jarra grande de agua para animarte a estar hidratado a lo largo del día. Prepara tés herbales fríos. El agua mineral está permitida en la dieta pegana, pero nada reemplaza la tradicional agua natural. Si estoy haciendo ejercicio o muy activo en algo, me gusta agregar electrolitos a mi agua. Los electrolitos son minerales que ayudan con la función nerviosa y muscular, al igual que con la hidratación: equilibran el pH, reconstituyen tejidos y eliminan desechos. Añadirlos a tu agua puede ayudarte a tener una hidratación adecuada y reabastecer los minerales perdidos después de sudar o entrenar. Vienen en gotas o en polvos, y los puedes encontrar en Whole Foods, en tiendas naturistas locales o en línea. Quizá te des cuenta de que la hidratación por sí sola es suficiente para hacerte sentir con más energía. En lugar de despertar cada mañana y estirar la mano hacia el café, toma un vaso de agua de filtro y prueba añadiendo un poco de electrolitos también.

Café

El café es, en realidad, la mejor fuente de antioxidantes en la dieta común... ¡lo que nos dice qué tan pocos antioxidantes consumimos! Eso no quiere decir que el café no posea ciertos beneficios. Los estudios muestran que podría reducir el riesgo de enfermedad cardiaca, demencia y enfermedad de Parkison.[26] El problema es éste: el café no funciona para todos. Puede incrementar la producción de insulina en personas con diabetes tipo 2. También puede crear una cascada de daños hormonales, lo que eleva el cortisol y otras hormonas de estrés.

Si bebes café y te sientes cansado y nervioso, o experimentas problemas con tu vitalidad, insomnio o palpitaciones cardiacas, quizá debas reconsiderar esa taza de café en la mañana. Es adecuado para todos darse un respiro del café por lo menos unas cuantas veces al año. Muchos de nosotros dependemos demasiado de la cafeína para empezar nuestro día. Deberías poder tener un día productivo sin café. Si quieres dejarlo poco a poco, prueba cambiando a una taza, luego a media taza y después al té verde. El té es una excelente bebida que contiene potentes compuestos fenólicos, los cuales combaten el cáncer y protegen nuestro sistema cardiovascular. El té verde es una clase en sí mismo, rico en catequinas, uno de los fitonutrientes más poderosos para combatir enfermedades que se encuentran en el reino vegetal. Prueba tomar una o dos tazas al día. Si no puedes vivir sin café, evita todos los complementos lácteos, los sustitutos de crema y los frappuccinos y los "moca quién sabe qué frappé lattes" cargados de azúcar.

Alcohol

La realidad es que el alcohol probablemente no es "bueno" para nadie. Todos los beneficios del vino tinto, como el resveratrol, se pueden encontrar en otros alimentos y suplementos. Consumir más de dos bebidas alcohólicas al día puede aumentar tu riesgo de muerte prematura. Las mujeres se ven todavía más afectadas por el impacto nocivo del alcohol que los hombres. Hay estudios que vinculan el consumo de alcohol con el cáncer de seno. Agota nutrientes y daña tu intestino, tu hígado y tu cerebro. Yo he estado usando un anillo Oura, el cual registra mi sueño todas las noches. Si bebo alcohol, noto que me cuesta el doble de tiempo quedarme dormido, mi ritmo cardiaco permanece elevado hasta entrada la noche y no me siento excelente al día siguiente. Si bien te puede hacer sentir relajado tomar una copa de vino en la noche, creo que te sorprendería saber qué le hace el alcohol a tu cuerpo mientras duermes. El sueño es el momento en que desintoxicamos y reparamos; no hay ninguna necesidad de dificultar estos procesos añadiendo alcohol, una toxina, a la mezcla.

Yo trato al alcohol como trato al azúcar: una copa ocasional está bien, pero diario puede ser problemática. No superes una porción tres o cuatro veces a la semana, cuando mucho. Como porción me refiero a 30 mililitros de licores o destilados, 150 mililitros de vino o 300 mililitros de cerveza. Si no te sientes bien tomando alcohol, omítelo por completo. No hay ninguna vergüenza en decirle a la gente que no bebes. Si alguien te presiona, sé firme al negarte y di lo bien que te has estado sintiendo sin beber. Nadie puede refutar eso.

UNA NOTA SOBRE LOS JUGOS, LOS LICUADOS Y LAS LECHES DE NUECES

Hemos visto un auge masivo de jugos y licuados preenvasados en últimos años, lo cual es una buena señal. Significa que hay más personas buscando opciones más saludables. Pero no permitas que estos impostores preenvasados te engañen. La mayoría de los jugos disponibles en el mercado contiene una tonelada de azúcar. Un amigo estaba bebiendo un licuado verde de una marca popular y le pedí que me dejara ver la etiqueta. Tenía 14 gramos de azúcar por porción, ¡y la botella tenía dos porciones! Es sólo un poco menos que una lata de refresco. Lo mismo pasa con los jugos verdes que contienen muchísima manzana y frutas tropicales. Si quieres un jugo verde, toma exclusivamente los que sean sólo de verduras con un poco de limón y jengibre. Si quieres un licuado, lo mejor es prepararlo tú mismo o comprarlo de una empresa que use ingredientes reales solamente. Asegúrate de que no contenga proteína aislada de soya, la cual puede ser dañina, a diferencia de los productos de soya tradicionales, como el tempeh, el tofu o el miso. A mí me gusta comprar licuados frescos de Whole Foods y otras tiendas de alimentos naturales, y les pido que los hagan con aguacate, hojas verdes, moras, proteína en polvo y leche de almendra. No necesitas plátano, dátiles y agave en tu licuado; eso es solamente azúcar extra. En cuanto a las leches de nueces, busca marcas con la menor cantidad de ingredientes, o prepáralas tú mismo.

Conclusiones del principio 11

1. **Dale prioridad al agua filtrada por encima de todas las demás bebidas.** Añade electrolitos si estás haciendo ejercicio vigoroso o después de prácticas similares al hot yoga. Puedes adquirir una versión líquida o en polvo y añadirla a tu agua. Incluí mis marcas favoritas en la sección de recursos, en la página 221.
2. **Está bien tomar té con cafeína y café si no te dan temblores nerviosos ni tienes reacciones adversas.** El té verde tiene la mayor cantidad de beneficios.
3. **Evita todas las bebidas azucaradas y endulzadas artificialmente.** Punto.
4. **Limita el consumo de alcohol a una copa de vino o un coctel tres o cuatro veces a la semana.** Yo recomiendo dejar la cerveza porque suele contener gluten y una inmensa carga de carbohidratos (de ahí la conocida frase "panza de cervecero").

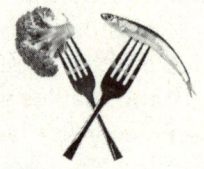

Principio 12
Aprovecha la nutrición personalizada para una salud óptima

Imagina un futuro (y uno no tan distante) en que recolectes un poco de saliva de tu mejilla, unas cuantas gotas de sangre y tantitas heces, y las mandes analizar. Entonces te den un mapa detallado de la criatura única que eres a nivel genético, bioquímico, metabólico y hasta microbiano. Después de pasarlos a través de bases de datos masivas, interpretados por inteligencia artificial, complementados con dispositivos portátiles que midan en tiempo real tus signos vitales, tu glucosa y más, esta información anunciará una nueva era de la nutrición precisa y personalizada. ¿Qué alimentos optimizarían tu metabolismo? ¿Qué alimentos encenderían tus genes curativos y apagarían los genes causantes de enfermedades? ¿Cuál es tu necesidad personal de nutrientes? ¿Cómo alimentar tu microbioma en particular? ¿Cuáles de las decenas de miles de fitoquímicos en la comida te beneficiarán más que cualquier otro?

Ese día llegará pronto, pero hoy hay mucho que puedes hacer para descubrir cuáles son la dieta y el consumo nutricional adecuados para ti. Es lo que yo he estado haciendo por 30 años con mis pacientes. Las herramientas actuales son buenas, y aunque pronto llegarán otras mejores, los análisis de sangre, los niveles hormonales, las cifras de nutrientes, las pruebas genéticas, los análisis de microbioma y las pruebas de sensibilidades alimentarias te pueden acercar mucho a una nutrición precisa.

Si comer se tratara nada más de las calorías, la vida sería bastante simple. Pero la comida no se resume a las calorías ni la energía; la comida es información, instrucciones que mejoran o deterioran tu biología con cada bocado. Piensa en el código que programa tu software. Tu hardware son los genes. Tu software es cómo esos genes se encienden o se apagan. La comida regula tus genes, pero además a tus hormonas, como la insulina, la testosterona, el estrógeno y la hormona tiroidea. Altera tu química cerebral produciendo químicos de felicidad, y puede incluso disparar patrones adictivos. Alimentas a los 100 billones de bacterias que viven en tu interior con cada bocado, y apoyas la población buena o mala de bichos. La comida puede crear o detener la inflamación, estimular o dañar tu sistema inmunológico. Aporta la materia prima para tus músculos, huesos, cerebro y cada parte de tu cuerpo.

Entonces, ¿cómo podrías personalizar tu dieta (y tus necesidades nutricionales)? Éstas son seis formas con las que ayudo a mis pacientes a personalizar su dieta:

1. **Antecedentes personales y familiares.** Si estás lidiando con grasa abdominal o resistencia a perder peso, o tienes antecedentes de obesidad, diabetes, demencia, cardiopatía, enfermedades autoinmunes o alergias en tu familia, por ejemplo, sé dónde puede recaer el inconveniente. Es probable que seas intolerante a los carbohidratos o necesites evitar las grasas saturadas, o estés en riesgo de desarrollar una sensibilidad al gluten.
2. **Análisis metabólicos y hormonales.** Medir los lípidos, la insulina y la glucosa ayuda a guiar mis recomendaciones. ¿Eres más propenso a subir de peso en una dieta rica en carbohidratos, o deberías evitar por completo la grasa saturada?
3. **Análisis nutricionales.** La mayoría de los médicos no analiza los niveles de nutrientes. Dado que 90% de la población en Estados Unidos, por ejemplo, tiene deficiencia de uno o más nutrientes en el rango mínimo inferior para poder prevenir enfermedades por deficiencias, hacer análisis es una buena idea. Las deficiencias más comunes son grasas omega-3, vitamina D, magnesio, folato, vitamina B_{12}, zinc y hierro. Todas fáciles de arreglar, pero muchas veces pasan desapercibidas. Los nutrientes regulan cada reacción química en tu cuerpo. ¿Cuántas son? Treinta y siete mil millones de millones de reacciones... ¡cada segundo! Cuando tienes niveles de estos nutrientes inferiores a los óptimos, tu

maquinaria metabólica baja la velocidad. El resultado: te sientes mal, o peor, desarrollas una enfermedad crónica.

4. **Analizar alergias y sensibilidades alimentarias.** Si bien existe bastante controversia alrededor de las pruebas de alérgenos y sensibilidades alimentarias, puede ser muy útil si se interpretan adecuadamente. Los alimentos que provocan problemas más comúnmente son el gluten y los lácteos. Otros son los huevos, el maíz, la soya, los granos, las leguminosas, las nueces y a veces las solanáceas (jitomate, pimiento, papa, berenjena). Muchas sensibilidades suelen indicar un intestino permeable, con todas esas proteínas penetrando hacia el torrente sanguíneo, provocando una reacción. Arregla el intestino y arreglarás las sensibilidades.

5. **Análisis de heces.** Suena a broma, ya lo sé, pero analizar tus heces fecales puede decirte mucho sobre el estado de tu salud intestinal. El microbioma tiene un papel significativo en tu salud y tu metabolismo. Es fácil incorporar apoyos ante ciertos hallazgos, como bajos niveles de ácidos grasos de cadena corta, un combustible beneficioso para el intestino, los cuales se pueden incrementar consumiendo alimentos pre y probióticos. Otros resultados podrían mostrar niveles inferiores de bichos reguladores del sistema inmunológico, los cuales se alimentan de arándanos, granada y té verde.

6. **Pruebas genéticas.** Si bien tenemos mucho que aprender todavía, sabemos que hay múltiples genes capaces de regular tu metabolismo y la forma como toleras las grasas y los carbohidratos, y que están vinculados con el apetito, las preferencias de gusto, la predisposición a adicciones alimentarias y cómo los alimentos y los nutrientes optimizan tu expresión genética. Tal vez seas como yo y seas malo para desintoxicar, por lo que requieras dosis constantes de verduras crucíferas, como kale y brócoli. O quizá tengas genes que te predisponen a la inflamación y te beneficiaría mucho la cúrcuma y el aceite de pescado. O es posible que tengas genes que requieran dosis elevadas de vitamina D, folato o vitamina B_{12}. Los genes no determinan tu destino, pero sí son importantes. La genética carga el arma, pero el entorno (la dieta, el estilo de vida, las exposiciones, etc.) jala el gatillo.

Algunos de estos estudios no son comunes en la práctica médica convencional. Sé que no todos tienen acceso a un médico funcional, pero hay formas de personalizar tu dieta en casa y colaborar con tu médico para obtener los análisis que necesitas para modificar tu dieta. Los principios de la dieta pegana son los cimientos para todos. Si continúas experimentando síntomas y quieres ajustar tus necesidades personales, empieza con los siguientes pasos.

Comienza con una dieta de eliminación

Ciertos alimentos provocan una variedad de síntomas, o lo que yo llamo el síndrome MSF (me siento fatal): inflamación, eczema, alergias, fatiga, niebla mental, dolor de cabeza, enfermedades autoinmunes e inflamación sistémica. Entre ellos pueden estar el gluten, el trigo, los lácteos, la soya, los granos, las leguminosas, las solanáceas, el huevo, el azúcar y las bebidas con cafeína. No son problemáticos para todos, pero la clave es identificar si son un precursor para ti. Elimina estos alimentos durante 21 días. En el día 22 empieza a introducir un alimento a la vez. Por ejemplo, si sospechas que el gluten es un problema, trata de comer un trozo de pan o un poco de pasta los días 22 y 23 mientras continúas con la dieta de eliminación. Espera 24 horas y observa cómo te sientes. Es un proceso largo. Sin embargo, es el estándar de oro para personalizar la dieta. Si sabes de otros alimentos que te caen mal, deja de consumirlos también. Si no estás seguro de dónde empezar, elimina el gluten, el trigo, los lácteos y el azúcar primero.

Colabora con tu médico para recibir lo que necesitas

Una de las mejores formas para determinar si tu dieta te está funcionando o no es revisar tu salud metabólica. Recomiendo pedirle a tu médico un análisis RMN de lípidos, insulina y glucosa en ayuno, y el promedio de seis semanas de tu glucosa o hemoglobina A1c. Si tu glucosa o tu insulina se muestran elevadas, es una oportunidad para reevaluar tu alimentación. Muchas veces tener insulina y glucosa altas es resultado de consumir demasiados almidones y azúcares, sufrir mucho estrés y no moverse lo suficiente. Si tus lípidos aparecen anormales y estás haciendo una dieta alta en grasa, es una pista de que las grasas saturadas o una gran cantidad de grasa no es lo adecuado para tu cuerpo. En cambio, puedes disminuir las grasas y comer más carbohidratos enteros de alimentos vegetales, como verduras, frutas, leguminosas, granos enteros, nueces y semillas. Los análisis no mienten y son una forma sencilla de recibir retroalimentación sobre tu dieta.

Las cifras de nutrientes también son clave; sin embargo, la mayoría de los doctores no los considera. Ya que 90% de los estadounidenses tiene una o más deficiencias de nutrientes en el nivel mínimo para prevenir enfermedades por deficiencias, como el escorbuto, hacer exámenes es una buena idea. Pide a tu médico que analice tus niveles de omega-3, vitamina D, zinc en plasma, magnesio en glóbulos rojos, hierro (ferritina), homocisteína y ácido metilmalónico, análisis funcionales para determinar las deficiencias de folato y vitamina B_{12}.

Otra forma de saber si tu dieta es adecuada para ti es buscar sensibilidades y alergias alimentarias retardadas. La dieta de eliminación es un perfecto primer paso, pero si no tuviste suerte para identificar de dónde provienen tus síntomas, intenta con una prueba de sensibilidades alimentarias. Si padeces una enfermedad crónica o inflamatoria, deberías buscar anticuerpos de gluten. Los análisis IgG y en ocasiones IgA miden los anticuerpos de antígenos alimentarios comunes, los cuales pueden ser consecuencia de un intestino permeable que permite que las proteínas de la comida se "cuelen" hacia tu torrente sanguíneo, disparando una reacción inmunológica. Un protocolo de curación del intestino, explicado en el principio 15, puede reducir las sensibilidades y ayudarte a extender tu dieta.

Explora los estudios genéticos

Si ya hiciste una prueba como 23andMe, recomiendo correr tus resultados a través de un programa que pueda darte información muy específica sobre los cambios nutricionales que te afectan. Puedes cargar tus datos en Genetic Genie (geneticgenie.org).

Conocer tus necesidades únicas puede ser útil para diseñar una forma de comer, un régimen de suplementos personalizado y un plan de ejercicios que te ayude a prosperar. Si tus genes aumentan tu riesgo de padecer resistencia a la insulina o inflamación, no entres en pánico. Al comprender tus riesgos, puedes modificar la forma como esos genes se expresan al controlar el *exposoma*, la suma total de todo lo que cae sobre tus genes: tu alimentación, estilo de vida, nivel de estrés, calidad de sueño, ejercicio, microbios, alérgenos, toxinas y demás. Resulta que el exposoma, no tus genes, determina 90% de todas las enfermedades crónicas.

Conclusiones del principio 12

1. **Los principios de la dieta pegana son la base para todos.** Come alimentos enteros y con buena densidad nutricional, alimentos con un bajo índice glucémico, comida con abundantes alimentos vegetales, grasas buenas y proteína de alta calidad. Muchas veces sólo esto mejora tu salud de una manera dramática. Si sigues sintiéndote un poco mal y quieres llevarlo más allá, continúa con los siguientes pasos.
2. **Haz una dieta de eliminación durante 21 días.** Si apenas empiezas tu viaje hacia la salud, elimina el trigo, el gluten, los lácteos y el azúcar. Si ya los sacaste de tu dieta, prueba extraer la soya, los granos, las leguminosas, las solanáceas, el huevo y las bebidas con cafeína. Reintroduce cada alimento uno a la vez para observar cualquier síntoma que surja. Si algo aparece, quizá necesites quitar ese alimento de tu dieta temporalmente. Si continúas sintiéndote perdido después de la dieta de eliminación, considera hacer una prueba de sensibilidades alimentarias.
3. **Haz los análisis correctos.** Pide a tu médico que te indique un análisis RMN de lípidos, insulina y glucosa en ayuno, y hemoglobina A1c. Asimismo, pídele que solicite análisis de elementos para ver si tienes alguna deficiencia de vitaminas, minerales o nutrientes esenciales.
4. **Intenta con una prueba genética.** Hay muy buenos recursos ahí afuera, como 23andMe y Genetic Genie, para ayudarte a

identificar qué dieta es la mejor para ti. En ocasiones, para entrar en tus pantalones tienes que medir tus genes.
5. **Encuentra un experto en medicina funcional.** Si sientes que ya probaste todo y no ves resultados, quizá sea el momento de trabajar con un médico funcional. Puedes visitar ifm.org para encontrar un médico en ciertas zonas. Mi clínica también tiene citas virtuales. Visita ultrawellnesscenter.com para más información.

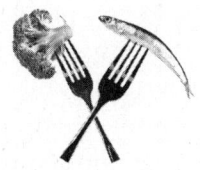

Principio 13

Limpia, desintoxica y restaura sabiamente

Si bien la mayoría de las personas no ha experimentado el poder curativo de los alimentos, no existe una medicina más poderosa en el mundo. Es el medicamento principal que aplico para tratar a mis pacientes, y funciona mejor que casi cualquier otro medicamento para la mayoría de nuestras condiciones crónicas comunes, como diabetes, demencia, depresión, enfermedades autoinmunes y trastornos digestivos. Aun cuando colaborar con un médico funcional cualificado puede guiarte en tu viaje, hay mucho que puedes hacer por tu cuenta. La comida te puede curar.

Para la mayoría de nosotros, el mejor lugar para empezar es con un simple reinicio. Yo lo hago cada que las estaciones cambian o si he estado viajando y me siento aletargado y desgastado. Con los años, he probado muchos tratamientos para desintoxicar y depurar con jugos, y aunque pueden tener cierto valor, no son sustentables. El mejor reinicio no es una compostura rápida. Se trata de algo que te encamina hacia el éxito a largo plazo. Te ayuda a crear una conexión muy real entre lo que comes y cómo te sientes.

Es por eso que creé el *Reinicio de 10 días*, un programa basado en lo que ha servido con la mayoría de mis pacientes a lo largo de tres décadas de practicar la medicina funcional. Está diseñado para reestablecer tu biología, reducir los antojos, disminuir la inflamación, optimizar tu salud intestinal y apoyar un nivel sano de glucosa. Se trata de una dieta rica en fitoquímicos, desintoxicante, dirigida al bienestar intestinal, antiinflamatoria, de bajo índice glucémico, basada en alimentos enteros. Ya sea que estés lidiando con problemas para perder peso, una adicción al azúcar, prediabetes, síndrome metabólico o síndrome MSF (me siento fatal), el reinicio de 10 días funciona. Los humanos prosperamos cuando insertamos la información correcta en nuestro cuerpo, pero todos nos desviamos del camino alguna vez. No me escuches a mí. Escucha a tu cuerpo. Los resultados de un simple reinicio no tardan semanas o meses en aparecer. Los cambios se dan en cuestión de días. Podrás elegir cómo sentirte, en lugar de dar vueltas en una nube de síntomas y confusión por cómo tu dieta afecta tu bienestar.

El reinicio depende de una combinación de alimentos y hábitos cruciales para estimular la desintoxicación y la reactivación de tu cuerpo: qué comes, cuándo lo comes y cuándo duermes. Veamos cada uno por separado.

Qué comes

La comida es fundamental cuando se trata de impulsar nuestro viaje hacia la salud. El primer paso del reinicio es *sacar* todos los alimentos potencialmente dañinos y *añadir* una cantidad abundante de alimentos enteros y reales. Es similar a la dieta de eliminación que mencioné en el principio 12. La clave aquí es enfocarte en los alimentos con buena densidad nutricional mientras te alejas de los que promueven la inflamación y la adicción al azúcar.

	Come esto	No comas esto
Carnes, aves y huevo	Pollo, pavo, pato, faisán, gallina de Cornualles, todos de libre pastoreo; huevos orgánicos y de libre pastoreo; cordero, res, búfalo, venado, avestruz, ciervo, alce, de libre pastoreo y alimentados con pastura	Pollo, pato, huevo, pavo de crianza convencional; ninguna de las carnes frías y procesadas; tocino, carne de res, salchichas, cordero, cerdo, chorizo y salami de crianza convencional

	Come esto	No comas esto
Pescados y mariscos	Anchoas, almejas, bacalao, cangrejo, lenguado/mero, arenque, halibut pequeño, mejillones, salmón salvaje (fresco o enlatado), sardinas, sable, camarón, callos de hacha, trucha	Pescados de mayor tamaño que el halibut, el robalo, el atún, el pez espada; peces criados en granjas
Nueces y semillas	Nueces: almendras, nueces de Brasil, nueces de la India, avellanas, macadamias, pecanas, piñones, pistaches, nueces de Castilla.	Nueces con azúcar o chocolate, cremas de nueces que contengan aceites hidrogenados o azúcar, cacahuates/ crema de cacahuate
	Semillas: chía, linaza, cáñamo, semillas de calabaza, ajonjolí, girasol, granos de cacao	
	Cremas y harinas de nueces/semillas: de almendras, nueces de la India, nueces pecanas, macadamias, nueces de Castilla, coco sin endulzar	
Aceites	Ghee de libre pastoreo; sebo, manteca, grasa de pato, grasa de pollo, de crianza humana; aceite de aguacate orgánico; aceite de	Aceite de canola, aceites parcial o totalmente hidrogenados, margarina, aceite de cacahuate, aceite

	Come esto	No comas esto
Aceites	coco virgen orgánico; aceite de almendra; aceite de linaza; aceite de cáñamo; aceite de macadamia; aceite de oliva virgen extra orgánico (para cocción a temperatura baja o media); aceite de ajonjolí; tahini; aceite de nuez de Castilla	de soya, aceite de girasol, aceite de cártamo, grasas trans, aceite vegetal, manteca vegetal
Verduras	No almidonadas: alcachofas orgánicas, espárragos, aguacate, germinados, brócoli, coles de Bruselas, col, coliflor, apio, pepino, berenjena, ajo, jengibre, corazones de palmito, kohlrabi, hojas verdes, hongos, cebollas, pimientos, radicchio, rábano, colinabo, algas, chalotes, calabazas de verano, jitomates, nabos, calabacitas (ilimitadas)	
	Almidonadas: yuca, camote, calabazas de invierno, calabaza de Castilla (limitados a ½ taza al día)	Maíz, papas blancas
Lácteos	Ghee de libre pastoreo	Todos los lácteos que no sean ghee de libre pastoreo

	Come esto	No comas esto
Leguminosas	Ejotes, chícharos, salsa de soya libre de gluten, lentejas, miso, natto, soya sin OGM, tempeh, garbanzos, frijoles negros, chícharos dulces, chícharos chinos	Soya GM, leche de soya, aceite de soya, cacahuates/crema de cacahuate, habas, frijoles charros. Evita todas las leguminosas si tienes una condición autoinmune, prediabetes o diabetes, o intestino permeable
Granos	Quinoa (limitada a ½ taza al día)	Trigo, cebada, centeno, arroz, amaranto, mijo, teff, espelta, kamut, avena, cuscús de sémola y todas las fuentes de gluten
Frutas	Zarzamoras, moras azules, arándanos, kiwi, limones verdes y amarillos, frambuesas, orgánicos (limitados a ½ taza al día)	Frutas de alto índice glucémico: plátano, fruta seca, jugo de fruta, uvas, mangos, piña, manzana, cerezas, mandarinas, duraznos, peras, fresas
Azúcares y endulzantes		Todos los azúcares, endulzantes y endulzantes artificiales
Bebidas	Agua purificada, té herbal, agua mineral con limón, agua mineral	Alcohol, café, refresco, bebidas azucaradas

Cuándo comes

La alimentación con restricción de horario ha ganado popularidad a lo largo de los últimos años, y con buena razón. Ha demostrado disparar poderosos mecanismos de reparación y curación en el cuerpo: pérdida de grasa abdominal y alrededor de los órganos, incremento en la masa muscular magra, reducción de inflamación y estrés oxidativo, reparación y regeneración de las mitocondrias (las centrales de energía de nuestras células), mejora de la función cognitiva, aumento de autofagia (la forma como tus células limpian desechos) y prevención de enfermedades.

La alimentación con restricción de tiempo implica comer dentro de una ventana específica de tiempo —12, 10 u 8 horas— y no comer las otras 12, 14 o 16 horas del día. Por eso la primera comida del día se llama desayuno: dejamos el ayuno. Si cenas temprano a las 6:00 p. m. y desayunas a las 8:00 a. m., es un ayuno de 14 horas. Estar picando y comer tarde en la noche interfiere con la capacidad de tu cuerpo de descansar, reparar y regenerar. Los horarios de ingesta no restringen tus calorías, limitan tu ventana de alimentación para optimizar la reparación. Por ejemplo, podrías consumir todas tus comidas entre las 7:00 a. m. y las 3:00 p. m., o entre las 7:00 a. m. y las 5:00 p. m. Funciona sin importar lo que comas, pero funciona mucho mejor con el reinicio de 10 días.

Las ventanas muy estrechas de alimentación —por ejemplo, comer sólo dentro de una ventana de 8 horas— no siempre son la mejor opción si ya estás delgado, padeces fatiga crónica, estás embarazada o tienes un trastorno alimentario. Pero hay una forma de ayunar que la mayoría de nosotros podemos y debemos hacer todos los días: la ventana de 12 horas, es decir, 12 horas entre tu última comida del día y tu primera comida del siguiente día. Esta ventana de 12 horas le permite a tu cuerpo tener un periodo natural de descanso y desintoxicación. Cuando sigas el reinicio de 10 días, aplica la ventana de 12 horas y considera extenderla a 14 o incluso 16 horas, dependiendo de cómo te sientas.

Cuándo duermes

Tu ritmo circadiano regula tu ciclo de sueño y vigilia, y está en su mayoría controlado por la exposición a la luz, el ejercicio, la comida y el estrés… todas cuestiones en las que podemos influir con cambios en el estilo de vida. Yo creo que dormir es el pilar del bienestar más desestimado de todos. Es crucial para aumentar la longevidad, la energía, el enfoque y la salud cerebral; para reducir el riesgo de Alzheimer y demencia; liberar toxinas; almacenar recuerdos; curar órganos vitales, y mejorar el aprendizaje. Piensa en lo que sucede cuando no tienes un sueño de calidad o pasas inquieto una noche. No sé tú, pero yo me siento completamente inútil al día siguiente. Ajustar tu rutina de descanso es tan esencial para la restauración y la desintoxicación, que la volví una parte esencial de mi reinicio de 10 días. Y unos cuantos simples hábitos pueden transformar tu sueño. Durante el reinicio de 10 días sigue estas sencillas reglas:

1. Establece una hora para irte a la cama y trata de cumplirla. Yo quiero empezar a relajarme alrededor de las 9:00 p. m. para estar en la cama a las 10:00 p. m. cada día.
2. Deja tu teléfono en modo avión, apaga el televisor y guarda todos los demás dispositivos 45 minutos antes de acostarte.
3. Usa el tiempo restante para enfocarte en una relajación activa. Puede incluir leer, escribir, meditar o una conversación profunda con tus seres queridos. A mí me gusta darme un baño caliente alrededor de las 8:30 p. m. Luego leo un poco y escribo en mi diario de gratitud.
4. Busca exponerte a la luz del sol en la mañana. Aunque no lo creas, una de las mejores formas de reiniciar tu ritmo circadiano es exponerte, alrededor de 15 minutos, a la luz solar en la mañana. En lugar de que tu primer acto sea buscar tu teléfono, prueba con una meditación o una caminata en exteriores. Intenta salir varias veces al día. De noche, cerca de tu hora de dormir, mantén las luces tenues. La escasa iluminación envía una señal a tu cuerpo de que es momento de dormir. Prueba usar lentes bloqueadores después de la caída del sol.

No nos faltan métodos de limpieza y desintoxicación diseñados para ayudarte a perder peso y sentirte mejor rápidamente. Pero el reajuste más poderoso, más simple y más delicioso está a la disposición de todos, en cualquier parte, en cualquier momento, con sólo incorporar unos cuantos hábitos fáciles de seguir. La causa raíz de la mayoría de las enfermedades modernas es resultado de la comida ultraprocesada y adictiva que secuestra nuestras papilas gustativas, nuestra química cerebral y nuestro metabolismo. El reinicio de 10 días funciona porque elimina todas estas sustancias y los alimentos adictivos que semejan comida durante 10 días nada más para que el cuerpo pueda reestablecerse y reajustarse. Piensa que estás devolviendo tu cuerpo a su configuración original de fábrica.

¿QUÉ HAY DE LOS SUPLEMENTOS?

Por años, los doctores recomendaban que recibieras todas tus vitaminas y minerales de la comida. Conforme se ha comprendido mejor el papel de los nutrientes en la prevención y el tratamiento de las enfermedades crónicas, 72% de los médicos ahora recomienda a sus pacientes tomar suplementos nutricionales, y 79% de ellos los toma.[27] Los cardiólogos recomiendan el aceite de pescado y el CoQ10. Los gastroenterólogos prescriben probióticos para la salud intestinal. Nuestras dietas modernas y carentes de nutrientes, los suelos muertos, las exposiciones tóxicas y la demanda cada vez mayor de los estilos de vida estresantes que llevamos dificultan obtener nutrientes de lo que comemos.

Yo no adivino lo que mis pacientes necesitan; hago análisis. La mayoría de mis pacientes tiene una o más deficiencias de nutrientes vitales. Casi 80% de todos los estadounidenses presenta una deficiencia o tiene niveles insuficientes de vitamina D, fundamental para la inmunidad, para crear huesos, para el estado de ánimo y la energía (así como para prevenir y tratar el covid-19). Los estudios nutricionales del gobierno a nivel nacional han encontrado que 92% de la población de Estados Unidos tiene por lo menos una deficiencia vitamínica o mineral. Los más comunes son grasas omega-3, vitamina D, zinc, hierro, folato y magnesio. Cada nutriente regula cientos de secuencias bioquímicas. Tanto los pacientes obesos como los diabéticos suelen estar malnutridos y, sorprendentemente, los más obesos por lo general son quienes presentan más deficiencias nutricionales. Comer alimentos carentes de nutrientes nos hace buscar todavía más comida para encontrar tales nutrientes. Los estudios han encontrado que la gente come mucho menos cuando consume alimentos enteros densos en nutrientes, que cuando come alimentos procesados. En un estudio, un grupo que consumía una dieta procesada comía 500 calorías más al día que otro grupo con una dieta de alimentos enteros, aun cuando las dietas tenían la misma cantidad de proteína, grasa, carbohidratos, azúcar, sodio y fibra. Estaban buscando obtener más nutrientes en la comida que no tenía ninguno, así que seguían comiendo más. ¡Es como buscar el amor en todos los lugares equivocados!

Los nutrientes son esenciales para devolver el equilibrio al cuerpo. Necesitamos suplementos para prosperar y recuperarnos cuando lidiamos con enfermedades crónicas. Pero hay toneladas de suplementos sospechosos en el mercado, así que busca tus suplementos como buscarías tu comida... ¡nada más que lo mejor! Yo recomiendo un multivitamínico de alta calidad y un suplemento mineral, aceite de pescado, vitamina D, magnesio y probióticos para un uso diario. El enfoque de la dieta pegana y el reinicio de 10 días es la comida, pero los suplementos también son fundamentales. Si quieres saber más sobre qué suplementos y qué marcas recomiendo para uso diario, ve la sección de recursos en la página 221. Si deseas apoyar tu reinicio de 10 días con los suplementos que recomiendo, visita getfarmacy.com.

Conclusiones del principio 13

1. **Sigue los alimentos aprobados, "Come esto", durante 10 días.** Elimina los alimentos "No comas esto".
2. **Aplica una ventana de 12 o 14 horas.** Consume tu última comida por lo menos dos horas antes de acostarte y permite que pasen cuando menos 12 o 14 horas entre la cena y el desayuno.
3. **Establece un horario de sueño.** Comprométete a dormir a la misma hora todos los días. Apaga los electrónicos por lo menos 45 minutos antes de acostarte y pasa ese tiempo antes de ir a la cama en una relajación activa, como darte un baño caliente con sales de Epsom o practicar yoga, respiraciones profundas o meditación.

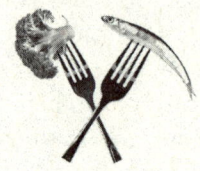

Principio 14
Evalúa los riesgos y los beneficios de una dieta vegana

El impacto de una dieta vegana frente a una dieta omnívora es más intrincado que si la carne es terrible para nuestra salud y la del planeta, y si una dieta vegana nos salvará de las enfermedades y el cambio climático. De hecho, la ciencia es clara: integrar animales a la producción alimentaria es esencial para la restauración climática y medioambiental. En el principio 5 examiné la ciencia de la carne y la salud. La carne de comederos industriales es mala. La carne regenerativa, de libre pastoreo o salvaje, en el contexto de una dieta de alimentos enteros con abundantes plantas y especias, promueve la salud y es mejor para el medioambiente y el clima que una dieta exclusivamente vegetal. No obstante, ya sea por motivos éticos, religiosos o morales, o por simple preferencia, existen muchas personas que se sienten mejor consumiendo una dieta vegana. ¿Es posible ser vegano en la dieta pegana? Sí. ¿Es fácil? No realmente. Yo respeto la decisión de ser vegano o vegetariano. Yo mismo fui vegano por más de 10 años. Apoyo a mis pacientes veganos que desean optimizar su salud. En este principio voy a sintetizar mis más grandes inquietudes sobre la dieta vegana y sugeriré cómo optimizar tu dieta sin animales con los pasos adecuados.

Atender deficiencias nutricionales

Aunque una dieta vegana puede ser saludable para muchos, con frecuencia está plagada de dificultades y no cubre las necesidades biológicas de los humanos. Por definición, una dieta vegana es deficiente en ciertos nutrientes esenciales: grasas omega-3 (CHA y EPA), vitamina B_{12}, vitamina D, yodo, hierro y zinc. Es menor la concentración y la calidad de la proteína en los productos vegetales que en los animales, y es posible que no conserven y construyan bien la musculatura conforme envejecemos.

Como médico en ejercicio no sólo leo datos científicos, veo pacientes, y eso es una lección de humildad. A la mayoría de los vegetarianos o veganos que cambiaron de una dieta común de alimentos procesados a una basada en plantas les va muy bien inicialmente, pero con el tiempo desarrollan deficiencias vitamínicas y minerales, y presentan niveles inferiores de grasas omega-3 (aun si comen linaza, cáñamo, chía y nueces de Castilla, las cuales contienen una fuente vegetal de omega-3 llamado ALA que no se convierte fácilmente a EPA y DHA). Muchas veces se quejan de tener poca energía y escasa libido. Aun si pierden peso, es posible que desarrollen resistencia a la insulina, pérdida muscular y prediabetes por el incremento en el consumo de carbohidratos y la reducción en el consumo de proteína. A los veganos que comen una dieta de comida chatarra con papas fritas y refrescos les va mucho peor.

Estoy comprometido con ayudar a todos a estar sanos, sin importar sus creencias alimentarias, morales o éticas. Los análisis de laboratorio son cruciales. ¿Cuáles son tus niveles de nutrientes? Considera obtener una evaluación nutricional completa de un proveedor de medicina funcional. Mis análisis favoritos son de Genova Labs (el NutrEval en el panel ION). Estas pruebas aportan un análisis detallado de vitaminas, minerales, ácidos grasos, niveles de antioxidantes, ácidos orgánicos y aminoácidos, y pueden servirte de guía para tu suplementación. Toma decisiones sobre tu dieta a partir de tu biología, tus cifras y cómo te sientes.

Come alimentos reales, no creados en laboratorios

Ahora, sé honesto: ¿eres un vegano de papas y refresco, o un vegano de plantas? Observa realmente tus hábitos alimenticios. Me parece que la mayoría de los adultos jóvenes comprometidos con una vida sin crueldad cae en la categoría de veganos de papas y refresco. Llegan a mi consultorio quejándose de tener acné, un pésimo SPM, fatiga, problemas digestivos o algo peor. Cuando repasamos su dieta, me doy cuenta de que está llena de granos de cereales refinados, almidones, azúcares y aceites vegetales refinados. ¡Varios de mis pacientes paleo comen más verduras y frutas frescas que mis pacientes veganos!

Lleva un diario de tu alimentación. Los malos hábitos alimenticios pueden ser traicioneros: quizá un poco de avena para desayunar, un sándwich para comer y luego un enorme tazón de pasta para cenar. Si eso se parece a tu dieta, entonces el primer paso es reiniciar tus hábitos alimenticios. Recuerda, ser pegano significa ceñirte a alimentos enteros reales, es decir, comer una dieta abundante en plantas. Haz el compromiso de sacar todas las sustancias semejantes a comida y las creadas en laboratorios de tu dieta. Esto implica todas las imitaciones de carne, los productos hidrogenados, los alimentos procesados con aceites vegetales y los postres y panes veganos con montones de ingredientes. Después de que elimines los alimentos artificiales, agrega cosas buenas. Reemplaza los almidones (como pan, pasta y arroz) y el azúcar con proteína vegana, por ejemplo, tempeh, tofu, lentejas y leguminosas menos almidonadas (como frijoles de lupino), al igual que granos enteros con mayor densidad nutricional, por ejemplo, quinoa, arroz negro, trigo sarraceno, amaranto y teff. Sigue todos los principios de la dieta pegana sin los productos animales.

Come proteína

El doctor David Ludwig, amigo mío e investigador de Harvard, dio recientemente una conferencia en India (nación con un alto porcentaje de vegetarianos), en la cual discutió por qué la diabetes tipo 2, el síndrome metabólico y la cardiopatía están en aumento en el sur de Asia. Las dietas tradicionales y antiguas, si bien estaban enfocadas en alimentos vegetarianos, no contenían la cantidad de almidones y grasas malas que muchos vegetarianos consumen en tiempos modernos. Reemplazar los almidones con verduras, grasas buenas y proteína es esencial para un vegano.

Y hablando de proteína, vas a tener que comer muchos frijoles (¡diles hola a los gases!) para juntar la cantidad de proteína que obtendrías de una pechuga de pollo (dos tazas de frijoles equivalen a 120 gramos de pollo). Además, las proteínas de las plantas están incompletas o tienen pocas concentraciones de ciertos aminoácidos esenciales. Combinar nueces, semillas, granos enteros y leguminosas te aporta un equilibrio de aminoácidos.

Una proteína completa contiene los nueve aminoácidos esenciales. Pero incluso las buenas proteínas vegetales tienen pocos aminoácidos de cadena ramificada, necesarios para la síntesis de músculos. Para asegurar un consumo consistente de proteína para mis pacientes veganos (en particular los atletas), recomiendo una malteada de proteína. A mí me gusta la proteína de chícharo, calabaza y cáñamo. (Puedes encontrar algunas de mis marcas favoritas en la sección de recursos de la página 221, o probar mi malteada pegana en getfarmacy.com/pegan). Asegúrate de que tu polvo proteínico tenga un perfil completo de aminoácidos que incluya un total de 2.5 gramos de leucina junto con los demás aminoácidos ramificados, isoleucina y valina. La leucina es el aminoácido de cadena ramificada más importante para crear músculos. Activa las secuencias necesarias para la síntesis de proteínas musculares, algo esencial conforme envejecemos.

Para tener una salud óptima, además de proteína en polvo vegana de buena calidad, necesitarás suplementos de vitaminas, minerales y omega-3. (Puedes obtener DHA preformado de suplementos a base de algas).

Convertirte en un vegano sano se reduce a algunos cambios básicos. El principio siempre será reducir los almidones de los carbohidratos refinados y aumentar el consumo de grasas y proteína de alta calidad.

Conclusiones del principio 14

1. **Consume una dieta de alimentos vegetales enteros** siguiendo los principios peganos. Sin importar que seas vegano o no, la mayor parte de tu plato por volumen —75% es la meta— debería estar conformada por verduras no almidonadas. Come hojas verdes, pimientos morrones, pepinos, brócoli, coliflor, bok choy y otras verduras no almidonadas.

2. **Enfócate en los granos de vaina entera** en lugar de los granos procesados. Agrega a tus comidas media o una taza de granos enteros, como arroz integral, arroz salvaje, quinoa o trigo sarraceno.
3. **Gestiona tu insulina y tu apetito comiendo grasas buenas.** Come aguacate, nueces, semillas y aceite de oliva virgen extra.
4. **Come alimentos veganos con abundante proteína.** Mis proteínas veganas favoritas son el tempeh, el tofu, las lentejas, los frijoles de lupino y los frijoles negros.
5. **Suma una malteada de proteína.** Prueba con proteína en polvo a base de chícharo, calabaza o cáñamo. Incorpora un suplemento de AACR (aminoácido de cadena ramificada) para crear músculo. Algunas proteínas en polvo ya incluyen un perfil de aminoácidos completo.
6. **Toma suplementos.** Idealmente, toma un multivitamínico y suplementos de vitamina D, grasas omega-3, zinc, yodo, vitamina B_{12} y, sobre todo para las mujeres que menstrúan, hierro.

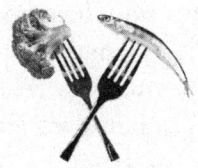

Principio 15
Come a favor de tu salud intestinal

Ésta es la década, tal vez incluso el siglo, del microbioma. ¿Quién iba a decir que la popó sería la clave de la salud, la pérdida de peso y la longevidad? Hipócrates lo sabía cuando dijo: "Todas las enfermedades comienzan en el intestino". Si bien la ciencia del microbioma sigue en su infancia, quienes ejercen la medicina funcional llevan décadas tratando enfermedades crónicas complejas al arreglar el intestino: enfermedades autoinmunes, alergias, trastornos de estado de ánimo, diabetes, cardiopatía, cáncer, problemas de piel, dolores de cabeza, problemas de peso, desequilibrios hormonales y hasta autismo. Un trasplante fecal, por ejemplo, redujo hasta 50% de los síntomas de autismo en un estudio, un avance que duró a largo plazo.[28]

Resulta que el microbioma es probablemente el regulador más importante de nuestra salud en general. Hay 100 000 millones de microbios en ti, 10 veces la cantidad de células que tienes y 100 veces tu ADN. Tenemos 20 000 genes. Tu microbioma contiene entre dos y cinco millones de genes microbianos, todos creando proteínas, moléculas señalizadoras de células, mensajeros de salud o enfermedad. Algunos científicos estiman que un tercio o la mitad de todas las moléculas de nuestra sangre provienen de metabolitos microbianos. Interactúan con nuestros genes, hormonas, sistema inmunológico, química cerebral y cada uno de los procesos en nuestra biología. Nuestros microbios intestinales también nos aportan vitaminas esenciales: vitamina K y biotina.

Tristemente, nuestro microbioma no es lo que solía ser. Comemos alimentos que alteran el intestino, llevamos un estilo de vida que altera el intestino y consumimos medicamentos que alteran el intestino. ¿Quieres que crezcan hierbas tóxicas en tus intestinos? Aliméntalas con una dieta procesada abundante en azúcar y almidones, aditivos alimentarios y el herbicida destructor del microbioma, el glifosato, usado en 70% de todas las cosechas. Nuestra dieta también tiene muy poco alimento para los bichos buenos: fibras prebióticas y polifenoles (todos los compuestos medicinales coloridos que tienen los alimentos vegetales). Tomamos además demasiados antibióticos, antiácidos y antiinflamatorios que perturban el intestino, como Advil, hormonas y esteroides. Súmale a ello las toxinas medioambientales de nuestra comida, del aire y el agua, y nuestro jardín interno es un espacio lamentable, con demasiados bichos causantes de enfermedades y no suficientes curativos.

Los bichos malos promueven la inflamación, la cual se encuentra en la raíz de casi todas las enfermedades crónicas y la obesidad. El 60% de tu sistema inmunológico se encuentra en el intestino, justo bajo una fina capa unicelular de pared intestinal. Cuando tratamos con crueldad esta pared, se empieza a generar permeabilidad en el intestino, y esto permite que proteínas, microbios y toxinas microbianas "permeen" hacia el torrente sanguíneo, provocando una respuesta de tu sistema inmunológico para empezar a combatir a los invasores extraños. Tu biología es el daño colateral. Lo llamamos *disbiosis* (contrario a simbiosis), un desequilibrio en el microbioma intestinal.

Cada día comprendemos más y más sobre el vínculo entre las enfermedades crónicas y la disbiosis intestinal. Mi viaje hacia esa comprensión no es meramente teórica. Mi propio intestino me enseñó mucho de lo que puede salir mal y cómo arreglarlo. Hace 25 años una toxicidad con mercurio dañó mi microbioma intestinal, lo que derivó en un severo síndrome de intestino permeable, inflamación y diarrea. Eliminar el mercurio y sanar mi intestino solucionó todo, pero todavía me quedaba mucho por aprender.

Las cosas se pusieron en verdad terribles para mi intestino hace algunos años. Fue una tormenta perfecta, un efecto dominó de agresiones. Empezó con una endodoncia mal tratada con el antibiótico clindamicina, el cual provocó una infección mortal en el intestino llamada *C. diff*; ésta mata a 30 000 personas al año. Tenía dolor 24/7, heces con sangre, diarrea, fiebre y náuseas que finalmente se convirtieron en una colitis ulcerativa declarada. Ah, ¿y mencioné que me rompí el brazo en esa época y tomé antiinflamatorios para el dolor, lo que provocó una gastritis severa? Mi digestión era un desastre ardiente e inflamado desde el estómago hasta el ano. Me quedé fuera de combate durante cinco meses y no podía trabajar, enfocarme o siquiera contestar un correo. Perdí 15 kilogramos. Estaba tan desesperado por mejorar que tomé dosis altas de prednisona, un esteroide. No funcionó.

Al aplicar los principios de la medicina funcional profundicé en estrategias innovadoras para sanar y restaurar mi salud intestinal. La ciencia del microbioma ha avanzado tanto, tan rápido, que creé un poderoso método para solucionar problemas difíciles del intestino. Mi colitis desapareció en tres semanas. Junto con la dieta y todas las demás herramientas de la medicina funcional, esta innovación ha sido la clave para ayudar a mis pacientes con sus problemas intestinales, desde un intestino irritable leve, hasta la enfermedad inflamatoria intestinal severa.

Cultivar un jardín interno sano ayuda a curar el intestino permeable, la raíz de la mayoría de las enfermedades inflamatorias y crónicas. Incluso ayuda con la obesidad. Sin cambiar la alimentación, trasplantar bichos de un ratón delgado a un ratón gordo hace que el ratón gordo pierda peso. Los trasplantes fecales de humanos sanos a personas diabéticas ¡mejoran la diabetes![29] Sé que no todos nos vamos a prestar a los trasplantes fecales, así que te dejo tres pasos para cultivar un jardín interno sano.

1. Deshierba: *elimina los alimentos y medicamentos que alteran el intestino*

Los bichos malos aman el azúcar, los almidones y los alimentos procesados. Descarta las siguientes bombas intestinales:

- Alimentos ultraprocesados o empaquetados.
- Granos refinados, en particular el trigo, o todos los granos y leguminosas si tienes disbiosis intestinal severa.
- Gluten, lácteos y cualquier alimento al que puedas ser sensible.

- Azúcares, en particular jarabe de maíz de alta fructosa, endulzantes artificiales y alcoholes de azúcar.
- Aceites y grasas refinadas, en particular de soya y de maíz.
- Medicamentos antibióticos, excepto cuando sea absolutamente necesario.
- Esteroides.
- Antiinflamatorios, tales como ibuprofeno (Advil), naproxeno (Aleve) y aspirina.
- Antiácidos, como los que se prescriben para el reflujo.
- Estresores crónicos (el estrés provoca intestino permeable).
- Toxinas medioambientales, sobre todo los productos rociados con glifosato, como el trigo y los productos de soya y maíz industrial.

2. Planta: *agrega bichos buenos*

Incluye alimentos fermentados o cultivos en tu dieta, como:

- Chucrut fermentado de manera natural.
- Verduras en escabeche (como pepinillos).
- Kimchi (verduras o frutas fermentadas).
- Kéfir (leche fermentada, idealmente de oveja o cabra; sólo sin endulzar).
- Miso.
- Tamari sin gluten.
- Tempeh (pastel de frijoles de soya fermentada).
- Tofu (que a veces se fermenta).
- Salsa de soya fermentada de manera natural.
- Vinagre de manzana sin pasteurizar.
- Yogur de coco (sin endulzar)

3. Alimenta: *apoya el crecimiento de bacterias saludables*

Incluye tanto prebióticos como alimentos ricos en fibra para tu intestino.

Alimentos prebióticos

(Si tienes un sobrecrecimiento bacteriano intestinal, quizá debas introducir lentamente los siguientes alimentos. Demasiados alimentos prebióticos a la vez pueden exacerbar los síntomas.)

- Manzana
- Alcachofa
- Espárrago
- Hojas de diente de león
- Alcachofa de Jerusalén
- Jícama
- Cebolla, ajo y poro
- Plátano macho y plátano semimaduro
- Alimentos ricos en polifenoles, como arándano, granada y té verde
- Algas

Alimentos ricos en fibra

- Aguacate
- Frijol
- Moras
- Brócoli
- Coles de Bruselas
- Col
- Apio
- Pepino
- Higos
- Kale
- Lentejas
- Nueces y semillas, en particular germinadas
- Aceitunas y aceite de oliva
- Calabaza
- Espinaca
- Fresa

Para casos severos de disbiosis, como el que yo tuve, recomiendo una malteada diseñada para sanar rápidamente un intestino disfuncional. Curó mi colitis en cuestión de semanas. Al sintetizar mis 30 años de experiencia con la última ciencia del microbioma, diseñé un coctel terapéutico para sanar el intestino y cultivar algunas bacterias beneficiosas muy importantes, especialmente *Akkermansia muciniphila*. La *Akkermansia* apoya la capa mucosa protectora y evita la permeabilidad intestinal. Se han vinculado niveles bajos de esta bacteria crucial con enfermedades autoinmunes, obesidad, diabetes, cardiopatía e incluso cáncer. Yo no tenía *Akkermansia* en mi intestino. No puedes tomarla como probiótico (todavía), y aunque la fibra ayuda, resulta que la

Akkermansia florece con los coloridos polifenoles que se encuentran en los arándanos, la granada y el té verde.

La base de mi malteada para el jardín intestinal interno son los polifenoles. Ellos alimentan a los bichos buenos e inhiben el crecimiento de los malos. Desde entonces he prescrito esta malteada a cientos de pacientes. Es mi arma secreta cuando todo lo demás falla para tratar una enfermedad crónica. Pero cualquiera la puede tomar para optimizar su intestino.

Ésta es la versión casera. Si quieres una versión preparada, visita getfarmacy.com.

Malteada del doctor Mark Hyman para sanar el intestino

1 medida de ImmunoG PRP, de NuMedica, o SBI Protect (sin lácteos), de Orthomolecular Products (inmunoglobulinas de vaca, es decir, calostro)
1 medida de fibra de acacia (un prebiótico)
1 cucharada de concentrado de granada
   (yo uso Lakewood orgánico)
1 cucharada de concentrado de arándano
   (yo uso Lakewood orgánico)
1 cucharadita de té verde matcha en polvo
   (yo uso Navitas)
1 cápsula de ProbioMax 350 DF, por Xymogen
   (o tu probiótico de alta potencia favorito)
1 medida de colágeno en polvo

Mezcla o licua todo con una taza de agua y bebe.

Los médicos funcionales son expertos en el intestino. Trabajar en la restauración de tu intestino con un médico funcional puede hacer toda la diferencia si tienes síntomas resistentes o más desafiantes. Es posible que tengas un crecimiento bacteriano o fúngico, o un parásito, o una carga oculta de mercurio. Es posible que necesites un poco más de apoyo extra.

Un médico funcional puede investigar el estado de tu salud intestinal a partir de análisis de heces, pruebas de aliento en busca de un sobrecrecimiento de bichos malos, pruebas de sensibilidades alimentarias, dietas personalizadas y protocolos de curación. Lee más en ultrawellnesscenter.com para colaborar con mi equipo de manera virtual.

Conclusiones del principio 15

1. **Deshierba.** Sigue la dieta pegana y elimina todos los azúcares, endulzantes artificiales, alimentos almidonados, el gluten y el trigo, y los alimentos procesados. Tal vez necesites consultar con un médico funcional si tienes bacterias nocivas, un sobrecrecimiento de levadura o parásitos.
2. **Planta.** Come alimentos ricos en probióticos, como tempeh, chucrut, miso y kimchi. O toma un probiótico diario.
3. **Alimenta.** Come alimentos con abundantes prebióticos y fibra, como ajo, cebolla, aguacate y verduras de hoja verde. Si tienes un sobrecrecimiento bacteriano severo, introduce estos alimentos lentamente. Cocer las verduras un poco facilita su digestión. Cocínalas al vapor, salteadas o asadas, en lugar de comerlas crudas.

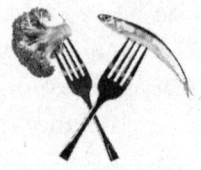

Principio 16
Come para la longevidad

Tan pronto como cumplí 60 años, mi enfoque en la longevidad se intensificó. Quiero estar tan sano como sea posible durante el mayor tiempo posible. Sé que muchos quieren lo mismo. Quieres experimentar una vida larga, activa, ocupada y sana, y morir joven lo más tarde posible.

Ciclo vital vs. ciclo de salud

La mayoría de las personas pasa las últimas décadas de su vida (y a veces más) con disfunción, discapacidad y sufrimiento por padecimientos prevenibles y reversibles, y tomando montañas de pastillas. Estamos más enfermos que nunca, y por primera vez en la historia nuestra esperanza de vida está reduciéndose a la par que aumenta la circunferencia de nuestra cintura.

Los avances en salud pública, cirugía y medicina pretenden extender nuestro tiempo de vida, pero ¿qué hay de nuestro tiempo sanos? Tu ciclo vital es la suma del tiempo que vives. Tu ciclo de salud es la cantidad de años que llevas una vida sana y vibrante. El ideal deseado es que tu ciclo de salud iguale tu ciclo vital.

La nueva ciencia de la longevidad, basada en los principios de la medicina funcional, es la ciencia de la salud y la medicina restaurativa y regenerativa. No es cuestión nada más de tratar las enfermedades, sino de generar resiliencia y vitalidad a largo plazo. Si crees que tus genes están en tu contra, es una razón todavía mayor para doblar la apuesta a favor de la ciencia de la creación de salud.

Un amplio estudio europeo llamado EPIC encontró que incorporar cuatro simples comportamientos puede reducir dramáticamente tu riesgo de desarrollar enfermedades de la edad (Alzheimer, diabetes, cardiopatía y cáncer). Estos son: no fumar, hacer ejercicio tres y media horas a la semana, comer una dieta saludable y mantener un peso sano. Estos cuatro comportamientos por sí mismos parecieron prevenir 93% de los casos de diabetes, 81% de los ataques cardiacos, 50% de los infartos y 36% de todos los casos de cáncer.[30] Ningún medicamento sobre la faz de la tierra es capaz de hacer lo mismo. Debes comenzar con estos cuatro pilares fundamentales.

Algunos dicen que, si vives más, pasarás más tiempo con enfermedades crónicas y discapacidad, y en el hospital, aumentando la carga para la sociedad y el sistema de salud pública. No es cierto. El famoso estudio de Stanford del doctor James Fries descubrió que, si conservas tu peso ideal, haces ejercicio y no fumas, es muy probable que tengas una vida longeva y sana, y mueras sin dolor, rápido y a un bajo costo.

La teoría unificada del envejecimiento

La principal causa del envejecimiento (y de casi todas las enfermedades relacionadas con la edad) es algo que la mayoría de los médicos no sabe cómo diagnosticar ni tratar. Y es también casi 100% reversible. Se llama *resistencia a la insulina* y se encuentra en la raíz de la cardiopatía, la diabetes, el cáncer y la demencia. También promueve la pérdida muscular conforme envejecemos, lo cual conduce a la sarcopenia, que nos deja caer por una rápida espiral hacia el caos metabólico y la discapacidad. En Estados Unidos la resistencia a la insulina afecta a 88% de las personas en un grado u otro. El 90% de la gente que la padece no ha sido diagnosticada y no tiene la menor idea de que la padece.

Nos enfocamos en descubrir la cura para esta o aquella enfermedad con esta o aquella pastilla. Es como trapear el piso mientras el lavabo se sigue derramando. Mejor cierra la llave. Es una teoría unificada del envejecimiento. Mientras que muchas terapias innovadoras en el horizonte pueden actualizar nuestra biología y optimizar el envejecimiento, incluyendo las células madre, los exosomas, los péptidos, el oxígeno hiperbárico, el ozono, los estimulantes mitocondriales y los suplementos, a menos que atiendas la resistencia a la insulina primero, estarás remando a contracorriente en un río salvaje y caudaloso de enfermedad y disfunción.

¿Cómo se da la resistencia a la insulina? Es sencillo: cuando consumes almidón de más (harina, pasta, pan, arroz y granos refinados) y azúcar en cualquiera de sus formas, tu páncreas bombea cargas de insulina. Tus células se vuelven resistentes a sus efectos, es decir, se requiere más y más insulina para mantener tu glucosa en un nivel normal. Hasta que ya no puede, y entonces tienes diabetes tipo 2 y una horda de problemas más, como un aumento de grasa abdominal, pérdida muscular, inflamación, desequilibrios hormonales y daño cerebral. Comemos un promedio de 69 kilogramos de azúcar y 60 kilogramos de harina por persona cada año. En general, los alimentos procesados corresponden a 60% de nuestras calorías. No es de extrañar que la mitad de los estadounidenses de más de 60 años tenga resistencia a la insulina. Les está pasando a los jóvenes también. Hay niños desde tres años de edad que ya tienen diabetes tipo 2. El hígado graso, antes encontrado solamente en pacientes mayores o en alcohólicos, ahora tiene a los adolescentes adictos al refresco en la lista de trasplantes de hígado. Estos niños tienen 17 y ya van a cumplir 70.

Hackear tu glucosa y tu insulina es la mejor forma de tener una larga vida sana. Un cardiólogo prominente de Harvard dijo una vez que, si encontraras un grupo de centenarios con arterias perfectamente limpias, tendrían una cosa en común: serían sensibles a la insulina y sus células necesitarían muy poca insulina para lidiar con la glucosa. La mayoría de los doctores nunca verifica los niveles de insulina en ayunas ni los niveles después de una carga de azúcar. ¿Quieres un análisis perfecto de cómo estás envejeciendo? Es ése.

La dieta pegana es la dieta perfecta para sensibilizarte a la insulina. Para algunos de ustedes que se encaminan hacia una pésima salud metabólica, puede ser crucial arreglar su metabolismo al eliminar todos los almidones y el azúcar durante algunos meses, o incluso un año. Con el tiempo, quitar estos elementos te sensibilizará a la insulina y te volverá capaz de retomar poco a poco el consumo de verduras almidonadas, frutas, leguminosas y granos enteros.

Además de reducir el almidón y el azúcar, es crucial comer más grasas buenas y alimentos protectores que combatan las enfermedades. Los alimentos ricos en polifenoles que he mencionado a lo largo de este libro ayudan con la reparación del ADN, a promover la producción de células madre, reducen la inflamación, estimulan la inmunidad y recargan nuestras mitocondrias (nuestras centrales energéticas, esenciales para envejecer bien).

La proteína te da juventud

Al envejecer, también perdemos musculatura y ganamos grasa, aun si nuestro peso no cambia. Piensa en un rib eye marmoleado versus un filete mignon. La pérdida de masa muscular es tanto la causa como el resultado de la resistencia a la insulina. La dieta tiene un enorme papel en la salud muscular. A menos que recibas suficientes componentes de alta calidad para crear músculo, es decir, proteína, no podrás construirlo, y menos en una edad avanzada. Estudio tras estudio vincula un envejecimiento sano y la conservación de la masa muscular con dietas altas en proteína. La carne es la que ayuda más.[31] Luego el pollo y después el pescado. Las leguminosas se encuentran al final de la lista. Las proteínas vegetales se tienen que suplementar con aminoácidos adicionales o combinarse por proteína animal para asegurar la construcción de músculo. Hacer ejercicio y consumir grasas omega-3 justo antes de tu consumo de proteína también puede aumentar la síntesis de músculo.[32] La proteína de suero de cabra en polvo es una alternativa fabulosa para quienes desean evitar los lácteos de vaca y la carne.

Por último, tenemos algunos trucos para revertir las características bioquímicas y metabólicas del envejecimiento que pueden dar marcha atrás a la resistencia a la insulina, disminuir la inflamación, activar los antioxidantes, rejuvenecer tus mitocondrias, aumentar tu producción de células madre, incrementar tu función cognitiva, crear músculo y más. No tienen nada que ver con lo que comes, pero todo que ver con cuándo comes. Como expuse en el principio 13, la alimentación con horario restringido, el ayuno intermitente y la restricción calórica son formas comprobadas que activan casi todos los mecanismos de tu cuerpo contra el envejecimiento. Trabaja con un médico para ver si dichas herramientas son adecuadas para ti. Empieza incorporando una ventana de por lo menos 12 horas entre la cena y el desayuno.

Sin importar la edad que tengas, debes estar enfocado en la longevidad y en conservar tu fuerza, vitalidad y energía.

Conclusiones del principio 16

1. **Enfócate en componer tu resistencia a la insulina.** Un nivel de glucosa en ayuno entre 100 y 125 mg/dl o una hemoglobina A1c entre 5.7 y 6.5% se considera prediabetes. La glucosa ideal varía entre 70 y 85 mg/dl. Pide a tu médico que observe tu insulina en ayunas, que debería ser menor a 5 µUI/dl, y los niveles una y dos horas después de una carga de 75 mg de glucosa, que no debería sobrepasar 30 µUI/dl. Tu médico de cabecera quizá no esté acostumbrado a solicitar estos análisis, pero si sospechas que tu salud metabólica no es la mejor, insiste en que vea tus resultados. Si tus marcadores son anormales, haz algo ahora. Elimina todos los azúcares y los almidones refinados de tu dieta, incluyendo el pan, la pasta, el arroz y las papas. El estrés también provoca resistencia a la insulina, así que aprende a calmarte con meditación, yoga y otras técnicas de relajación. Muévete y levanta peso. El entrenamiento en intervalos de alta intensidad (HIIT), en intervalos cortos de ejercicio de máxima intensidad, como hacer esprints, y fortalecer tus músculos con pesas o con tu peso corporal son herramientas fundamentales para optimizar tu salud metabólica, así como crear y conservar tus músculos.
2. **Concéntrate en los alimentos que combaten enfermedades.** Sigue la dieta pegana y pon especial atención a incorporar grandes cantidades de alimentos protectores que luchan contra las enfermedades. Mis favoritos incluyen las verduras de hoja verde y los alimentos con abundantes polifenoles, como arándanos, zarzamoras, moras azules salvajes u orgánicas, granada y té verde; de hecho, las plantas con colores profundos deberían representar la mayor parte de tu dieta. Los

compuestos en los alimentos vegetales de mucho color son esenciales para la longevidad. También incluye alimentos que puedan estimular tus células madre, reparar el daño al ADN y apoyar la inmunidad, como cúrcuma, alimentos ricos en vitamina C, verduras crucíferas (como brócoli) y almejas.

3. **Trabaja tus músculos.** A mí nunca me gustó ir al gimnasio. Prefería estar afuera, pero a los 60 años me resigné y conseguí un entrenador para empezar a levantar pesas. Me ha sorprendido el aumento en fuerza y masa muscular. Incluso mi dolor de espalda desapareció conforme se fortalecía mi abdomen. Cuando envejecemos, nuestro riesgo de caída y lesiones aumenta. Todas las dificultades que vienen con la sarcopenia (la pérdida de masa muscular), incluyendo la debilidad muscular, un funcionamiento empobrecido, menos hormonas sexuales, la insulina alta, el aumento de colesterol y la glucosa elevada, empiezan en tus treinta y cuarenta años. La única forma de prevenirlo es incorporar entrenamiento de fuerza. Encuentra un entrenador o pídele a alguien en tu gimnasio que te ayude. Empieza poco a poco y ve subiendo a pesos más grandes. El trabajo con bandas y los ejercicios de calistenia también sirven para crear músculo.

4. **Incorpora un ayuno intermitente o una ventana restringida de alimentación.** Ayuna 12 horas todos los días. No comas después de la cena y espera a que pasen 12 horas hasta que llegue el desayuno. Intenta hacer un ayuno de 16 horas dos veces a la semana, o más si es lo que funciona para ti. También recomiendo un ayuno de 24 horas una vez al mes, sobre todo si tienes sobrepeso o grasa en exceso (delgado por fuera, pero con grasa por dentro), o no tienes una buena salud metabólica.

Si aplicas los cuatro hábitos anteriores, vas por muy buen camino hacia una mejor salud. Recuerda, ¡puedes volverte joven a cualquier edad!

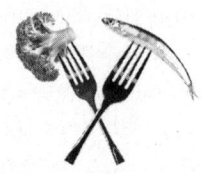

Principio 17

Come para mejorar tu estado de ánimo

En 2020 los humanos nos enfrentamos a numerosos obstáculos: una pandemia; un sistema de salud pública fallido; disparidades económicas, sociales y raciales. Muchas personas perdieron sus trabajos y sus negocios. Algunas lidiaron con enfermedades trágicas. La depresión ahora es la cuarta enfermedad más común en el mundo y la causa número uno de discapacidad. Hemos pasado por mucho y necesitamos mostrarnos apoyo a nosotros mismos para salir de esto. Aunque no lo creas, la comida puede ser una herramienta poderosa para mejorar nuestro estado de ánimo y nuestra salud cerebral. En realidad, nos puede volver más felices.

Un cuerpo científico cada vez más amplio confirma el vínculo entre la alimentación y la salud cerebral. Cada uno de los trastornos cerebrales —depresión, ansiedad, TDAH, autismo, demencia, problemas conductuales, violencia y la común y corriente niebla mental— está vinculado con la alimentación y muchas veces con el impacto que tiene nuestra dieta en el microbioma intestinal. Sin embargo, la mayoría de la gente no se da cuenta de la profunda conexión entre lo que comemos y nuestra función cerebral. El cuerpo y la mente son un mismo sistema dinámico y bidireccional. Lo que le haces a uno afecta fuertemente al otro. Debes optimizar todo lo que le aportas y eliminar todas las malas influencias.

Podría ser tan sencillo como fue con mi paciente que sufría ataques de pánico diarios a las 3:00 p.m. Era un economista determinado de

Nueva York que trabajaba todo el día y comía, bebía y se iba de fiesta toda la noche. Comía tanto en la noche que no volvía a probar bocado hasta muy tarde al día siguiente. Tenía un abdomen prominente, resistencia a la insulina y fluctuaciones tremendas en su glucosa, con hipoglucemia. Tener una baja de glucosa es una emergencia en la que peligra tu vida y enciende todas las señales de pánico: aumento en el ritmo cardiaco, respiración acelerada, sudoración y sentir que te estás muriendo, lo cual podría suceder a menos que comas algo. Yo tuve que hacerlo comer a lo largo del día en lugar de en la noche. También dejó el azúcar y los almidones, y redujo su ingesta de alcohol... lo que curó instantáneamente sus ataques de pánico.

El vínculo entre la nutrición, el estado de ánimo y el comportamiento

Han surgido nuevos departamentos académicos y nuevos campos de investigación enteros, como psiquiatría nutricional (en Harvard) y psiquiatría metabólica (en Stanford) desde que escribí *The UltraMind Solution* en 2008, sobre cómo el cuerpo afecta la mente. Los estudios muestran que simplemente intercambiar los alimentos procesados, azucarados y almidonados por alimentos enteros (frutas, verduras, aceite de oliva, nueces, semillas, leguminosas y un poco de carne; piensa en algo pegano) es una forma efectiva de tratar la depresión y, de hecho, 400 veces más efectiva que una típica dieta occidental.[33] Otros estudios muestran que los niños con un comportamiento violento se transforman cuando cambian los alimentos procesados por alimentos enteros. Un estudio con jóvenes violentos descubrió que con sólo darles a los niños un suplemento de vitaminas y minerales se reducían sus actos violentos en 91%, en comparación con el grupo de control.[34] ¿Por qué eran violentos? Su cerebro estaba muerto de hambre, carente de los nutrientes que regulan el estado de ánimo y el comportamiento, entre ellos el hierro, el magnesio, la vitamina B_{12} y el folato.

Toma tiempo que la medicina clínica se actualice con todas las investigaciones, pero no tienes por qué esperar para sentirte mejor, más tranquilo y más feliz. Lo que comes hoy puede subirte el ánimo, mejorar tu toma de decisión y volverte más compasivo. Desafortunadamente, casi nadie toma ventaja de estas verdades. En cambio, consultamos con nuestros médicos, ellos nos dicen que tenemos depresión, pero no nos dicen por qué. Nos prescriben Prozac, pero la depresión no es una deficiencia de Prozac. Los medicamentos pueden salvar la vida de varias personas (aunque los antidepresivos no surtan efecto para la mayoría con depresión leve o moderada). Pero ¿qué hay de llegar a la causa raíz?

Depresión y ansiedad son solamente nombres que se otorgan a una colección de síntomas, pero diversos factores pueden ocasionar cada uno. Algunas personas podrían tener una deficiencia de vitamina B_{12}. Otras quizá una tiroides poco activa o sobrerreactiva. Aun así, otras más podrían tener niveles bajos de vitamina D o una disfunción intestinal. Las nuevas investigaciones ligan claramente la depresión y la ansiedad con la inflamación cerebral. En lugar de tomar un medicamento para suprimir los síntomas, la clave de la curación es encontrar la causa raíz. ¿Por qué estás inflamado? Las dos razones principales son una dieta procesada, con abundancia de azúcares y almidones, y desequilibrios en la flora intestinal (también provocados por la alimentación, las toxinas medioambientales, como el glifosato, y un uso excesivo de ciertos medicamentos). Sí, toma medicamentos cuando sea necesario, pero toma además otras medidas. Los estudios son claros al respecto: la dieta y el ejercicio muchas veces funcionan mejor que las medicinas, y todos los efectos secundarios de los primeros son buenos. Ve con un médico funcional e indaga un poco más.

Come una dieta que refuerce tu cerebro

El cerebro es resistente y puede sanar y recuperarse bajo las condiciones correctas. Lo he visto una y otra vez con miles de mis pacientes. Hacemos muchas cosas que incendian nuestro estado de ánimo y nuestro cerebro, como comer en exceso azúcar, carbohidratos refinados y grasas malas. No comemos suficientes grasas buenas, alimentos protectores y nutrientes. Dormimos muy poco, nos desvelamos hasta muy tarde y nos estresamos demasiado. Así que, ¿cómo podemos apagar el fuego en el interior?

Empieza suprimiendo los azúcares refinados, los carbohidratos procesados y los endulzantes artificiales. Asegúrate de que tu glucosa esté equilibrada. Esto implica comer durante el día y no tarde en la noche.

No te saltes comidas si sospechas tener desequilibrios de glucosa. ¿Alguna vez te has saltado una comida y te has sentido cansado, pero con mucha energía, palpitaciones cardiacas, mareo y pérdida de concentración? Tu cuerpo cree que te estás muriendo. Busca tiempo para preparar comidas equilibradas para el desayuno, la comida y la cena. Consume una dosis saludable de proteína, carbohidratos y grasas de alimentos enteros en cada comida. Comer grasas buenas ayuda a eliminar los antojos y previene los desplomes de glucosa. Considera evitar el alcohol y las bebidas con demasiada cafeína. Si restringes tus tiempos de alimentación, necesitas asegurarte de obtener en tu dieta suficiente combustible que se queme lentamente, como grasa y proteína.

Cuando se trata de trastornos cerebrales (ansiedad, depresión, pérdida de memoria, TDAH), el primer lugar donde busco es en las deficiencias nutricionales. Una deficiencia de cualquier nutriente esencial puede crear síntomas complicados, por lo que es importante colaborar con un médico para obtener análisis exhaustivos de sangre. Las deficiencias más comunes que veo relacionadas con trastornos cerebrales incluyen grasas omega-3, magnesio, vitamina D, zinc, selenio y vitaminas B. Las grasas omega-3, en particular, son cruciales para la salud cerebral. El 60% de tu cerebro se compone de DHA, un ácido graso omega-3 antiinflamatorio y esencial. Si tu cerebro está en llamas, lo más probable es que haya una insuficiencia de grasa. Las grasas omega-3 forman la estructura básica de tus membranas celulares. Si no mantienes sanas tus membranas celulares, las moléculas mensajeras del cuerpo no se podrán comunicar y tu salud lo va a padecer.

Si tienes síntomas de depresión, ansiedad, un trastorno del ánimo, irritabilidad o TDAH, debes comprobar que no haya carencias nutricionales. En mi experiencia, 9 de cada 10 pacientes con estos síntomas tienen una deficiencia de por lo menos un nutriente crucial.

Mientras tanto, sigue la dieta pegana. Come muchas verduras, un poco de fruta (sobre todo las frutas bajas en azúcar y densas en nutrientes), granos enteros (no harinas), nueces, semillas, leguminosas y frijoles con poco almidón, y algo de carne, aves y pescado de excelente calidad. Enfócate en los alimentos para tu cerebro que han demostrado influir en el estado de ánimo y reducir los síntomas de depresión y ansiedad: ricos en omega-3, zinc, magnesio, vitamina D, antioxidantes y vitaminas B.

Éstos son mis alimentos favoritos para mejorar el estado de ánimo:

Alimento	Beneficios cerebrales
Pescados y mariscos grasos, como el salmón y las almejas	El pescado es un alimento para el cerebro. Consumir las grasas omega-3 en el pescado (EPA y DHA) se ha vinculado a índices menores de depresión y otros trastornos cerebrales
	Los ostiones contienen una dosis saludable de vitamina B_{12}, zinc y grasas omega-3, razón por la cual son de mis alimentos favoritos para el cerebro
Moras	Las antocianinas les dan a las moras su color morado y azul oscuro, y han demostrado reducir los síntomas de depresión y aumentar la función cognitiva. Yo trato de comer ya sea moras azules o zarzamoras todos los días
Alimentos ricos en fibra y alimentos fermentados	Suelen referirse al intestino como el segundo cerebro. Para honrar y optimizar la conexión entre el intestino y el cerebro, enfócate en los alimentos que sanan el intestino, entre ellos las verduras de hoja verde y alimentos fermentados, como el chucrut
Té verde	El contenido de fenoles del té verde puede aminorar los síntomas de depresión. Si buscas un golpe de polifenoles, disfruta una taza de té verde diario
Nueces y semillas	Las nueces y las semillas contienen triptófano, el precursor de la serotonina, nuestro neurotransmisor de la felicidad. El triptófano es además precursor de la

Alimento	Beneficios cerebrales
	melatonina, nuestra hormona del sueño, la cual nos ayuda a tener un sueño profundo y relajado en la noche... ¡vital para la salud cerebral!

Si crees que algún problema más profundo podría estar causando tu trastorno de ánimo, por ejemplo, deficiencias nutricionales o una condición autoinmune, colabora con un terapeuta o psiquiatra con licencia y con un médico funcional para llegar a la raíz de tus síntomas. Es una lección inspiradora y de humildad ver a mis pacientes recuperarse de años de depresión y ansiedad después de un poco de labor detectivesca y algunos cambios.

Conclusiones del principio 17

1. **Equilibra tu glucosa.** No te saltes comidas y come porciones de proteína del tamaño de la palma de tu mano, grasas saludables y alimentos vegetales con cada comida. Sólo un desajuste de glucosa es suficiente para que alguien se sienta deprimido, ansioso, olvidadizo y disperso.
2. **Come alimentos que ayuden al cerebro.** Enfócate en las grasas de pescados, las moras, los alimentos ricos en fibra, nueces, semillas y té verde si puedes tolerar la cafeína.
3. **Escarba más hondo.** Trabaja con un médico para descubrir si tienes deficiencias nutricionales, algo común en los trastornos cerebrales.
4. **Considera suplementar con un buen multivitamínico** que incluya vitamina B_6, folato y vitamina B_{12}, y contempla además tomar vitamina D, magnesio y grasas omega-3.

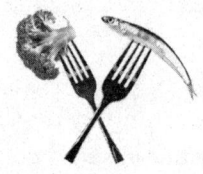

Principio 18
Haz que comer sano sea costeable

El mito prevaleciente es que comer bien es caro, inconveniente y elitista, que toma mucho tiempo y es difícil. La industria alimentaria fomenta y hasta propaga este mito. Los fabricantes de comida nos incitan a comer alimentos baratos y convenientes. ¿Recuerdas ese comercial de McDonald's? "¡Hoy mereces un descanso!" No le creas. Este mito nos mantiene comiendo comida rápida y alimentos chatarra empacados por conveniencia. El resultado: enfermedad crónica, discapacidad y una dependencia a montañas de pastillas. Para nada conveniente ni barato.

Sí, los alimentos procesados aportan calorías baratas. Sin embargo, si calculas el valor de la comida a partir de su densidad nutricional, no las calorías, entonces una bolsa de Cheetos costaría una fortuna, y los frijoles o las acelgas, o incluso un filete de libre pastoreo, serían baratos. No hay nutrientes en los Cheetos, pero en los alimentos vegetales y animales enteros sí se encuentra una abundancia de vitaminas, minerales, fibra, proteína y fitonutrientes.

Un día será significativamente más barato comer bien, pero sigue siendo posible consumir una dieta de alimentos reales con un bajo presupuesto.

¿Una dieta saludable es realmente tan cara?

Los estudios muestran que una dieta sana cuesta alrededor de uno a dos dólares más al día que la dieta básica común.[35] Algunos estudios también indican que subir la calidad de tu dieta puede costar tan poco como 50 centavos extra al día. Cuando incluyes el costo real de los alimentos procesados baratos, comer alimentos enteros y reales es una opción mucho menos costosa para nuestro cuerpo y nuestra billetera. Me sigue sorprendiendo cuando escucho a la gente decir que dos aguacates por cinco dólares es muy caro, pero se llenan de comidas rápidas para toda la familia y cafés de Starbucks todos los días. Si bien podría parecer "más barato" en el momento comer fuera, se va acumulando. Un pollo rostizado, un camote al horno y ensalada para cuatro es más barato que cenar fuera. Cuando compras alimentos reales y enteros, y cocinas en casa, comer bien es posible, costeable y divertido.

Durante la filmación del documental *Fed Up*, sobre el papel del azúcar y de la industria alimentaria en nuestra crisis de obesidad, visité a una familia en Carolina del Sur, en uno de los peores desiertos de comida del país. La familia de cinco vivía a base de cupones y con discapacidad. Estaban enfermos y obesos. A los 42 años, el padre ya recibía diálisis por un fallo renal provocado por la diabetes tipo 2. La madre y un hijo adolescente estaban gravemente obesos. Vivían de todos los alimentos procesados "de dieta". No sabían cocinar, pero preparamos juntos una comida con ingredientes frescos y enteros. Les di uno de mis libros de cocina y una guía llamada *Good Food on a Tight Budget* (Buena comida con poco presupuesto) del EWG (Environmental Working Group) que habla de cómo comer bien para ti, para tu economía y para el planeta, y la familia perdió en conjunto 90 kilogramos. Con el tiempo, el hijo de 16 años perdió 63 kilogramos y ahora está estudiando medicina.

Haz que tu dinero cuente

Cuando estaba haciendo mi residencia, yo mantenía a mi familia de cuatro con un salario de 27 000 dólares al año. Compraba en tiendas de descuento, a granel y usaba ingredientes reales y frescos. Preparábamos comidas deliciosas, saludables y caseras casi todas las noches de la semana. Incluso si el tiempo y el dinero no están de tu lado, puedes comer alimentos enteros y saludables. Nunca olvidaré la importancia de aprender a comer bien dentro de un presupuesto, y se trata de estrategias que aún aplico hoy en día. Éstos son mis consejos para comer bien por menos:

Primero, deja la comida procesada. Los alimentos procesados y empacados son más caros que los alimentos frescos enteros. Por ocho dólares puedes comprar una comida preparada congelada para una persona. Por sólo un poco más de dinero (y a veces menos) puedes preparar la misma comida con mejores ingredientes y para toda la familia. Las frutas y las verduras contienen muchos nutrientes a un bajo costo. Recuerda, llena 75% de tu plato con verduras no almidonadas. También puedes elegir verduras más baratas si lo necesitas. Por ejemplo, la col, la zanahoria, el betabel, las hojas verdes, la cebolla y el camote son muy baratos.

Compra verduras feas que acabarán en los basureros directamente de la granja o en Misfits o Imperfect Foods. Únete a algún grupo local en apoyo a la agricultura y recibe una caja de verduras y frutas orgánicas a bajo costo semanalmente, directo de tus granjas locales. También come granos enteros y leguminosas. Están entre los alimentos más baratos y de mayor densidad nutricional disponibles. Comidas para la familia con frijoles o lentejas, y con arroz salvaje o integral no van a dejarte en bancarrota. Agrega un poco de brócoli u otras verduras verdes, y ya tienes una comida nutritiva y barata. Si consumes carne, busca productos animales orgánicos, de libre pastoreo, alimentados con pastura o de crianza regenerativa en línea y elige cortes baratos. Puedes probar Thrive Market, Butcher Box y Mariposa Ranch. Consigue un congelador. Compra parte de una vaca o media vaca. Si lo haces, el costo promedio por kilo de carne regenerativa es de ocho dólares, o dos dólares por una porción de 120 miligramos; un precio más bajo por porción que una Big Mac, ¡la cual cuesta 3.99 dólares por 100 gramos de carne (o, mejor dicho, por una sustancia parecida a la carne)!

Después, rastrea a dónde se va tu dinero. Quizá te sorprenda saber que tu café diario de Starbucks y tu hora feliz semanal se van sumando. Estoy seguro de que muchos han aprendido que pueden ahorrar dinero y divertirse al comer y recibir invitados en casa en la era del covid-19. También recomiendo mantener alimentos básicos a la mano, como aceite de oliva virgen extra, aceite de aguacate, vinagres, sal de mar, pimientos, especias, condimentos, mantequillas de nueces, leche de nueces y fruta congelada. Puedes pedir en línea estos complementos básicos. Nuevas tiendas en línea, como Thrive Market, tienen alimentos orgánicos de alta calidad con 25 o hasta 50% de descuento del precio de venta. Una vez que te vuelves miembro, tienes acceso directo a precios de mayoreo en más de 3 000 alimentos y productos orgánicos saludables con una entrega rápida directo a tu puerta. Yo consigo en línea todos mis productos básicos, como crema de almendra, cúrcuma, sal de mar y aceite de aguacate. Las tiendas de descuento, como Trader Joe's, Costco, Walmart y Sam's Club también tienen verduras, carnes magras, frutas, nueces, leguminosas, pescados y despensa básica, como aceite de oliva, a precios significativamente más bajos.

Otro consejo para que comer saludable sea económico es aprender qué elementos pertenecen a los Doce Sucios y cuáles a los Quince Limpios. No todo mundo tiene presupuesto suficiente para comprar 100% orgánico, pero entre más puedas comprar, más evitarás los organismos genéticamente modificados, los pesticidas y el glifosato, y esto mejorará tu salud. Consulta el principio 2 para más información sobre los Doce Sucios (las frutas y verduras más contaminadas) y los Quince Limpios (los menos contaminados), y compra siguiendo esas listas.

Cuando estaba haciendo mi residencia y no tenía mucho tiempo ni mucho dinero preparaba las mismas comidas todas las semanas. Yo lo llamo el principio de Dominar Cinco. Dominas cinco preparaciones sencillas que puedes repetir cuando estás ocupado o el dinero escasea. Ten los ingredientes disponibles en casa para que no te quedes atorado comiendo alimentos que no te hacen sentir bien. Requiere planeación, pero bien vale la pena. En la sección de recetas incluí mis cinco comidas favoritas que puedes preparar con bajo presupuesto. Sólo busca "cinco recetas a dominar" en la descripción de la receta. También puedes cocinar grandes porciones y congelar las comidas. Yo cocino a granel cosas como la quinoa o el arroz integral. A veces rostizo un pollo entero y lo puedo usar para dos o tres comidas por lo menos. También recomiendo preparar grandes cantidades de sopas o licuados, y congelarlos. Si compras un montón de carne, congela todo lo que no vayas a usar de inmediato para no desperdiciar comida.

Antes de ir al supermercado, te recomiendo ampliamente planear tus comidas. Gastas tiempo y dinero paseando sin sentido alguno por la tienda. Toma 30 minutos antes de ir a comprar para pensar qué necesitarás en la semana. Planea el desayuno, la comida y la cena de unos cuantos días por lo menos. Una vez que sepas qué necesitas, gastarás menos dinero y no comprarás alimentos que podrían echarse a perder.

Recuerda, comer alimentos enteros y saludables es posible y nada difícil, sin que tengas que quedar en bancarrota. Yo lo hice, y con unos cuantos consejos y un poco de planeación detallada, tú también lo puedes hacer.

Conclusiones del principio 18

1. **Compra sólo alimentos enteros y reales.** Los alimentos procesados y empacados te saldrán más caros a la larga en términos de mala salud y cuentas médicas. Si te limitas a verduras, frutas, leguminosas, granos enteros y algunos alimentos animales de alta calidad, ahorrarás dinero.
2. **Toma el tiempo de planear tus comidas y registrar tus hábitos de consumo.** Cuando se trata de ahorrar dinero en comida, solemos subestimar estos dos hábitos. Domina cinco recetas que sean baratas y que puedas repetir todas las semanas.
3. **Compra en línea y en tiendas de descuento.** Busca en Walmart, Costco, Trader Joe's y Thrive Market. Únete a un programa comunitario en apoyo a la agricultura para recibir alimentos frescos locales. Si estás buscando más información sobre cómo ahorrar a la par de comer bien, usa los lineamientos de fuentes como Good Food on a Tight Budget (ewg.org) para encontrar los mejores alimentos a los mejores precios.

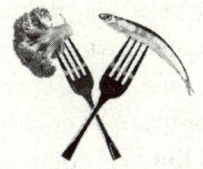

Principio 19

Dales a tus hijos lo que tú comerías

Criar consumidores sanos empieza a temprana edad... todos los días. La epigenética, la forma como nuestro entorno marca o programa los genes para la salud o la enfermedad, empieza en el vientre. Si una madre come azúcar y porquerías, los genes del bebé se programan para la obesidad, la cardiopatía, la diabetes y hasta el cáncer. Es vital empezar pronto a moldear la biología y las preferencias alimentarias. Las comidas para niños y los alimentos para niños son un invento de la industria alimentaria. ¡La Cajita Feliz es cualquier cosa menos feliz!

Construir juntos hábitos sanos

Hace más de 30 años, cuando me volví padre, estaba determinado a criar consumidores sanos. Plantamos un jardín. Mi hija recogió muy pronto una berenjena, ¡preguntándose por qué no se rompía! Cuando tenía tres años, comía coles de Bruselas sin parar. Mis hijos entraron a la cocina a preparar comida (y hacer un desastre) antes de que siquiera pudieran hablar. Yo era un médico residente que trabajaba hasta 80 horas a la semana, pero las comidas familiares de alimentos enteros y reales siempre fueron una prioridad.

Los estudios muestran que las familias que cocinan y comen juntas construyen hábitos sanos juntas. Es más probable que coman verduras, y cocinar juntos puede beneficiar de una manera muy positiva la inteligencia social, la autoestima y el desempeño académico. Cocinar juntos reduce el riesgo de obesidad y de tener trastornos alimentarios, y vuelve más felices a los niños. Instaurar comportamientos sanos para el resto de la vida se hace mejor con el ejemplo. Lleva a tus hijos de compras al supermercado y haz que cocinar sea una actividad divertida. Nosotros usábamos un libro de cocina llamado *Pretend Soup* (Sopa imaginaria), con 65 recetas para niños hechas a partir de alimentos enteros. Comer saludable va más allá de modelar una nutrición adecuada; se trata de la unidad familiar, la conectividad, el ritual, la identidad y el significado. Los niños, incluso más que los adultos, disfrutan y requieren la rutina. Comprar, cocinar y comer en familia puede ser una parte esencial de esa rutina.

No es inusual encontrar familias que preparan diversas comidas para cada miembro, en su mayoría de una caja o un paquete, cada uno creado en una fábrica distinta, comidas que comen en menos de 20 minutos mientras ven televisión o se distraen con el teléfono. Si hay alergias alimentarias, es comprensible, pero mi casa no era un restaurante. Había dos cosas en el menú cuando los niños estaban creciendo: tómalo o déjalo.

En gran medida, los niños deberían comer lo que tú comes. Puedes introducir lentamente alimentos picantes y sabores y texturas complejos, pero todos pueden y deben comer alimentos enteros reales a cualquier edad. Es fundamental establecer límites realistas sobre las decisiones alimentarias y las horas de comida. Tú aportas el qué, el dónde y el cuándo, y tu hijo decide el sí y el qué tanto. No tienes que obligarlos a comer. Está bien si al principio tu hijo es un poco renuente. Dale tiempo, poco a poco empezará a sentir curiosidad por lo que estás comiendo. O puedes intentar el método de mi madre, uno que usaba con mi hermana cuando no quería huevos para desayunar. No la obligaba a comérselos, pero le daba los mismos huevos en la comida, luego en la cena, hasta que se los comía. A partir de ese momento, mi hermana se comía lo que tuviera enfrente.

Involucra a tus hijos en la planeación de las comidas, en las compras, en la preparación, cocinando (cuando sean más grandes), sirviendo y limpiando. Pon buena música y haz que la preparación culinaria y la hora de comer sean agradables, relajadas y divertidas, un tiempo para vincularse como familia. Platica con tus hijos y permanece positivo. Comer estresado no es bueno para la digestión, la absorción de nutrientes ni el metabolismo. De la misma manera, no emplees la comida como recompensa ni castigo para un niño. La comida es sustento, y usarlo con cualquier otro fin puede crear un trastorno alimentario conforme vaya creciendo el niño.

Además, es importante saber cuándo ser flexible. Durante celebraciones y cumpleaños, no seas rígido contigo mismo ni con tus hijos cuando quieran la indulgencia ocasional. Si están enfermos, no caigas en la tentación de darles cosas azucaradas para consolarlos. Cuando estén sanos, te lo van a agradecer. Confía en que tus hijos pequeños están en sintonía con sus niveles de hambre y saciedad de manera natural. Empezar con alimentos enteros sin procesar y seguir consumiéndolos marca la pauta del éxito a largo plazo. Incluso si se rebelan ya siendo adolescentes, volverán a lo que aprendieron de niños sobre una alimentación sana.

Ahora que ya cubrimos el establecer hábitos sanos, ¡veamos cómo alimentar el cerebro y el cuerpo de tus hijos!

Cómo alimentar a tus hijos

Cuando tu bebé esté listo para comer alimentos sólidos, más o menos a los seis meses (esto varía, dependiendo del niño), asegúrate de ir lento y elegir opciones sencillas. Usa un nuevo alimento a la vez. Yo recomiendo esperar tres o cinco días antes de introducir otro alimento nuevo para observar reacciones o sensibilidades. Detén la ingesta del alimento inmediatamente si el niño responde mal o muestra síntomas de una alergia alimentaria.

Lo siguiente es introducir verduras y frutas antes de probar con granos. Las verduras y las frutas son un poco más gentiles con el sistema digestivo. Un aguacate machacado es una gran opción. Si quieres probar granos, intenta con algunos hipoalergénicos, como la quinoa o el arroz integral. También puedes hacer puré o papilla un alimento cocido, y agregar un poco de leche materna. Es una forma de preparar tu propia comida para bebé. ¿Crees que nuestros ancestros cazadores-recolectores tenían Gerber? Haz que la comida para bebé casera sea segura al esterilizar el equipo, etiquetar la comida con fechas, desechar los sobrantes después de tres días y guardar adecuadamente la comida etiquetada en contenedores estériles en el refrigerador o el congelador.

Conforme tu bebé empiece a caminar, puedes expandir su dieta. Intenta verduras cocidas, picadas. Algunas grandes opciones son zanahoria, calabaza y camote. Mezcla los que sean ligeramente amargos con los que sean más dulces. Pequeños trozos de fruta también son buena opción, lo mismo que frijoles, chícharos y lentejas. Incluye granos enteros sin gluten, como mijo, quinoa, arroz integral o amaranto. Para la proteína, prueba con trozos pequeños de pescado, aves, carne roja, tofu o carne molida.

Hoy en día, casi toda la comida para niños en el mercado está atestada de ingredientes artificiales y azúcares. Mi recomendación es limitar todos los endulzantes refinados, los dulces y hasta los jugos. En cambio, dale fruta a tu hijo como postre. También puedes esconder verduras en panquecitos caseros, licuados y postres. La calabaza, la zanahoria y el camote, e incluso las espinacas, funcionan muy bien en productos horneados. Otra gran forma de introducir verduras es en sopas, salsas, dips, untables y licuados.

En lo que respecta a los lácteos, recomiendo evitar toda la leche, el queso y demás productos lácteos hasta que tenga por lo menos dos años de edad. Los estudios muestran que un consumo prematuro de lácteos puede derivar en alergias, infecciones respiratorias y una inmunología debilitada. Los productos de cabra o de oveja se podrían tolerar mejor. Empieza con yogur de oveja. Usa sólo productos lácteos de libre pastoreo. Si quieres intentar con lácteos de vaca, encuentra productos de vacas A2.

Conforme crezca tu hijo, permítele elegir alimentos y planear comidas contigo. Entre más lo involucres, estará más abierto a experimentar con diversos alimentos y sabores. Los cuerpos en crecimiento necesitan un equilibrio sano de alimentos densos en nutrientes. Tus hijos pueden seguir la dieta pegana siempre y cuando no limites calorías. Si tus hijos aman la pasta, prueba con pasta de lenteja o de garbanzo. Si les encanta la pizza, prepara la tuya en casa, usando ingredientes reales. Prueba hacer una base de coliflor. Si les encantan las papas fritas, haz frituras de camote en tu horno. Si les encantan las malteadas, licua fruta congelada con una leche sin lácteos. Hay bastantes recetas saludables para toda la familia en este libro.

Conclusiones del principio 19

1. **Alimenta a los niños con lo que tú comes.** Tus hijos deberían comer lo que tú comes. No necesitan comer nada del menú infantil. Mira lo que comen los niños de otros países (como Japón y Francia) en la escuela y compáralo con los almuerzos que hay en Estados Unidos. Te va a horrorizar.
2. **Empieza a darles alimento a los bebés de seis meses con frutas y verduras hechas papilla.** El aguacate es uno de los mejores primeros alimentos para un bebé. Puedes preparar tu propia comida para bebé en casa sin todos los ingredientes raros.
3. **Involucra a tus niños pequeños y a los mayores en la preparación y la planeación de las comidas.** Haz que ir de compras, cocinar y sentarse a comer sea algo divertido y positivo. Entre más participen los niños en la cocina y en la elección de los alimentos, más sanos serán.
4. **La mala comida crea un mal comportamiento y entorpece el desarrollo intelectual.** Los estudios muestran que todo lo que comemos influye en nuestro estado de ánimo, comportamiento y desempeño académico. Los alimentos enteros, ricos en vitaminas y minerales, fibra, grasas buenas y fitonutrientes, pueden volver menos violentos a los niños y mejorar su comportamiento y sus calificaciones. A veces, los niños requieren un poco de apoyo nutricional extra. Habla con tu pediatra sobre incorporar un multivitamínico adecuado para su edad, aceite de pescado y vitamina D.
5. **Dales de comer alimentos para su cerebro.** Algunos de mis alimentos favoritos para generar una función cerebral saludable incluyen huevos, pescados grasos pequeños, hojas verdes, nueces, semillas y moras. Las grasas saludables, en particular las grasas omega-3, son necesarias para crear un cerebro resistente.
6. **Come pegano con tus hijos.** Conforme crezcan, anima a tus hijos a seguir los principios peganos.

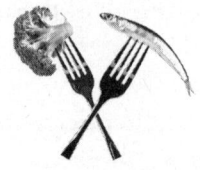

Principio 20
Haz que los buenos hábitos duren

Si tomaste este libro, lo más probable es que te importe comer bien y llevar un estilo de vida saludable, pero importar y hacer son dos cosas distintas. La información muchas veces no es suficiente. ¿Cómo cambiamos nuestros hábitos y creamos nuevos?

Por fortuna, hay una gran emergencia científica relacionada con los cambios en el comportamiento. Comprender cómo crear y mantener el cambio implica identificar todos los pasos entre la intención y el cambio conductual, y cómo aplicarlos. Nuestras decisiones de estilo de vida, promovidas por nuestro comportamiento, representan la mitad del riesgo de muerte temprana. Lo que hacemos todos los días importa. Igual que un matrimonio o una nueva habilidad, tener buena salud requiere trabajo. Ese trabajo es personal, y es un poco distinto para cada uno, pero es necesario imprimirle esfuerzo. Si quieres estar sano, debes tomar esa decisión todos los días y actuar. La mayor parte de mi vida me enfoqué en diseñar un estilo de vida sano; y aun así, hasta hoy día tengo que darles prioridad al ejercicio, a la meditación, al sueño y a cocinar. Algunos días esto se da con mucha facilidad, pero otros me gustaría quedarme viendo Netflix por horas con mi esposa. No obstante, sí se vuelve más fácil, sobre todo cuando empiezas a ver el beneficio. Dar pequeños pasos y tomar decisiones diarias hacen una diferencia enorme. Una paciente no quería dejar sus Doritos, pero decidió comer uno menos cada día, hasta que ya no comió más.

Tres pasos para crear un cambio permanente

El primer paso en la creación de una salud óptima es saber cuál es tu "por qué". ¿Por qué quieres estar sano? Mi por qué es simple. Yo quiero estar lleno de energía, sentirme enfocado y fuerte para vivir al máximo cada día y hacer lo que quiera sin restricción. Quiero bailar toda la noche, subir una montaña, aprender un nuevo idioma y practicar deportes. Quiero mantener mi mente sagaz. Hay tantos libros que todavía quiero leer (y escribir). Y sobre todo quiero estar completamente presente para quienes amo y en la labor y el propósito de mi vida. Identifica tu motivación. ¿Quieres tener un bebé y encaminarlo hacia una vida sana? ¿Quieres incrementar tu salud cerebral por el trabajo o la escuela? ¿Quieres practicar algún deporte, dar largas caminatas y nadar en los océanos? Estar sano no se trata nada más de prevenir enfermedades; se trata de vivir una vida con vitalidad y energía. Se trata de hacer lo que amas durante cada uno de tus días.

Después de que identifiques tu "por qué", encuentra ayuda. En el Centro de Medicina Funcional de la Clínica Cleveland implementamos programas grupales que muchas veces llevan a resultados más acelerados y exitosos que las citas individuales. Una de mis pacientes, Janice, estaba lidiando con insuficiencia cardiaca, diabetes tipo 2, enfermedad coronaria, fallo renal, hígado graso y una función tiroidea baja, y estaba tomando toneladas de medicinas para "manejar" su enfermedad. Vio tantos especialistas diferentes que la pusieron en diversas dietas reducidas en sodio y con pocas calorías, y nada parecía funcionar. Con la ayuda de nuestro programa grupal "Funcionando para vivir" pudo dejar su inyección de insulina en cuestión de tres días. Su glucosa, su presión y su colesterol en un punto se normalizaron, y perdió más de 45 kilogramos. Sus funciones hepática y renal volvieron a la normalidad, y hasta logró revertir su insuficiencia cardiaca congestiva. Su historia parece milagrosa, pero no lo es. Combina la ciencia de la alimentación como medicina con la ciencia del cambio conductual. Estar sano, resulta, es un deporte de equipo.

El programa "Funcionando para vivir" es una visita médica grupal de 10 semanas, con apoyo de médicos nutriólogos, asesores de salud y terapeutas conductuales. La mayoría de los participantes comenta que este esfuerzo en equipo es la pieza vital que le faltaba para lograr un éxito duradero. El comportamiento humano no se encuentra aislado dentro de hábitos en solitario; nuestro ambiente social influye en nuestro comportamiento. Resulta que las enfermedades no transmisibles son muy transmisibles. Es más probable que tengas sobrepeso si tus amigos tienen sobrepeso, que si tu familia lo tiene. Si tienes amigos que practican yoga y beben jugos verdes, es más probable que hagas lo mismo. Si tienes amigos que comen pizza y hamburguesas, y se van todas las noches a beber, es más probable que vivas también de esa manera. Uno de los elementos cruciales en el cambio de nuestro comportamiento es el círculo social. No quiero que abandones a tus viejos amigos (bueno, tal vez a algunos de ellos si no apoyan tu camino hacia la salud). Pero si no tienes amigos sanos, encuentra algunos. Si no sabes por dónde empezar, sigue el consejo de mi amigo Lewis Howes, quien dice: "Ve donde la gente crece".

¿Dónde se supera la gente? En estudios de yoga, en gimnasios, en cafés sanos y barras de jugos, en librerías. Uno de los mejores lugares para conectar con personas de mentalidad similar es en línea. Mi reinicio de 10 días tiene un grupo de apoyo en Facebook, donde la gente construye amistades, comparte recetas y más. Puedes encontrar más información en la sección de recursos de la página 221.

La fuerza de los amigos es mucho más poderosa que la fuerza de voluntad. Si tienes gente animándote, haciéndote responsable y caminando a tu lado, es mucho más probable que hagas cambios positivos. La gente que establece propósitos de Año Nuevo es más propensa a cumplirlos dos o hasta seis años más adelante cuando reciben apoyo social. No lo hagas solo. Enlista la ayuda de un amigo cuando menos. Todos necesitamos un amigo.

Si te está costando trabajo hacer cambios permanentes, empieza con algo pequeño. A veces saltamos hacia una sobrecarga alimentaria total, poniendo demasiada presión en nosotros mismos, y luego terminamos haciendo trampa, sintiéndonos culpables y avergonzados; sentimientos que no son buenos para tu salud mental ni física (más al respecto en el siguiente principio). En mi práctica atiendo a la gente en el punto donde se encuentra. Empiezo incorporando pequeños cambios. En lugar de un desayuno cargado de carbohidratos, como un panqué o un bagel, prueba desayunar un licuado (puedes encontrar algunos en la sección de recetas). También puedes tratar de intercambiar la canasta del pan por una colación de verduras y el refresco por agua. Estos sencillos intercambios suman y no se vuelven abrumadores. Solemos sobreestimar lo que somos capaces de hacer en un día y subestimar lo que podemos hacer en un año. No quieras acabar con todo de inmediato. Empieza poco a poco y muy pronto vivir y comer saludablemente se volverán tu segunda naturaleza.

Conclusiones del principio 20

1. **Toma tu decisión cada día e identifica tu "por qué".** ¿Por qué tener una salud óptima es importante para ti? El "por qué" es más importante que el "cómo" y el "qué". Usa este "por qué" como el faro que te mantenga encaminado hacia tus metas. Piensa en tu "por qué" cada mañana. Te recomiendo imprimirlo y tenerlo en tu cocina, en tu recámara o en tu oficina. Es fácil que la motivación de ayer caiga en el olvido. Piensa en tus metas frecuentemente: lleva un diario y haz tiempo durante tu día para trabajar en cumplir esas metas.
2. **Usa la fuerza de los amigos.** No subestimes la capacidad de apoyo que puede haber en un grupo de personas o en una nada más. Encuentra gente que quiera estar sana o que haya logrado lo que tú intentas lograr. Si tu familia y amigos no se suman a tu esfuerzo, diles que necesitas este tiempo para cuidar tu salud y esperas que apoyen tus decisiones. Encuentra amigos solidarios y una tribu que te anime a seguir. Siempre puedes recurrir a la comunidad de Facebook del reinicio de 10 días.
3. **Empieza con algo pequeño.** No necesitas dejar los lácteos, el azúcar, el gluten y correr cinco kilómetros de la noche a la mañana. Empieza en un punto donde te sientas cómodo e incrementa los cambios lentamente. Empieza sustituyendo los postres cargados de azúcar por fruta. Intenta añadir más verduras a cada comida. Prueba tomar un licuado en el desayuno. Sal 10 minutos a caminar. Haz una lagartija. Cuando sientas menos estrés y más alegría en relación con tus cambios positivos, llevarás tu biología a otro nivel y reforzarás esos hábitos saludables. Con toda honestidad, yo odiaba el entre-

namiento con pesas. Dolía. No era divertido. El gimnasio olía feo. Empecé poco a poco y ahora lo amo, ¡y la recompensa en términos de mi fuerza y bienestar hace que sea fácil y divertido!

4. **Estudia el cambio de hábitos.** Aprende sobre las estrategias conductuales con un fundamento científico de expertos como B. J. Fogg, de la Universidad de Stanford, con su libro *Hábitos mínimos. Pequeños cambios que lo transforman todo*, o Charles Duhigg, con su libro *El poder de los hábitos. Por qué hacemos lo que hacemos en la vida y en el trabajo.*

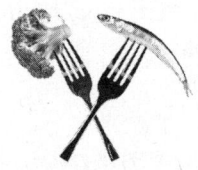

Principio 21
Comienza la dieta pegana hoy

Llené los anteriores 20 principios con mucha información: estrategias para la salud intestinal, la salud cerebral, la longevidad y demás. Estamos inundados de una tremenda cantidad de información sobre comida y nutrición. Decidir qué comer debería ser algo sencillo. Lo único que todos queremos saber es: "¿Cómo empiezo?" Mi misión es aportar una guía para que la gente tome el control de su salud. Esta guía está diseñada para ser fácil de implementar; un plan que puedas comenzar hoy. Todos merecemos un manual operativo de nuestro cuerpo y nuestra salud. La dieta pegana es ese manual. Este principio sintetiza la información clave que necesitas para arrancar tu salud, usando las reglas básicas de una alimentación pegana. Así es como debes comenzar la dieta pegana.

Pregúntate, ¿Dios (o la naturaleza) creó esto? ¿O lo creó el hombre?

La dieta perfecta tiene una regla estricta: come alimentos reales, no sustancias que semejen alimentos. Cuando digo alimentos reales me refiero a comida sin etiquetas o con ingredientes que puedas reconocer y pronunciar, comida que casi no se haya transformado del campo a tu tenedor. Piensa en el maíz tradicional orgánico en mazorca, en lugar del jarabe de maíz de alta fructosa, granos enteros en lugar de pan de trigo entero, pollo de libre pastoreo en lugar de nuggets de pollo. ¿Dios hizo una dona? No. ¿Dios hizo una manzana? Sí. Hasta un niño de cinco años puede entenderlo.

Intenta evitar alimentos con etiquetas

Hay algunas excepciones a esta regla, por supuesto. Cosas como el aceite de oliva y la crema de nueces tienen etiqueta, pero en general, quédate con alimentos que no necesiten una. Una bolsa de papas fritas tiene una etiqueta. Una bolsa de aguacates no. Si los ingredientes son cosas que tendrías en tu cocina, es posible que el producto esté bien. Los jitomates enlatados tienen agua, jitomate y sal. Asimismo, evita alimentos con declaraciones de ser saludables en la etiqueta. "Natural" y "Bueno para el corazón" son cosas que sólo se escriben en sustancias parecidas a la comida. No se imprimen en un manojo de kale o una cabeza de brócoli. Las declaraciones de salud engañan a las personas. Las papas fritas sin gluten no son un alimento saludable. No necesitas una declaración de saludable para saber que las frutas y las verduras enteras son buenas para ti.

No comas cosas con ingredientes que no puedes pronunciar ni tendrías en tu alacena o refrigerador

Aditivos, conservadores, colorantes, glutamato monosódico, endulzantes artificiales y otros químicos sacados de un laboratorio son ingredientes con los que no cocinarías en casa, así que, ¿por qué comprar alimentos que contengan estos químicos? Evita todos los ingredientes raros que suenan más a experimentos científicos que a alimentos reales. De igual manera, evita los alimentos GM. Todavía no comprendemos cómo los OGM afectan la salud humana. Y suelen venir con niveles más elevados de glifosato (herbicida) y pesticidas. ¿Para qué arriesgarse?

Compra en el perímetro del supermercado

La manera más sencilla de asegurarte de comprar alimentos reales es comprar en los pasillos exteriores del supermercado. Es donde encontrarás la comida fresca, como verduras, frutas, carnes, aves, huevo y pescado. Los pasillos de en medio tienden a contener sobre todo sustancias parecidas a alimentos, así que pasa más tiempo en los pasillos de la orilla. Las excepciones son alimentos como nueces, semillas y aceites, que muchas veces se encuentran en los pasillos del centro.

Come sobre todo plantas

Cuando comes plantas, aprovechas su gama de compuestos beneficiosos que combaten enfermedades. Cubre 75% de tu plato (en términos de volumen) con alimentos vegetales coloridos. Añadir dos tazas de verduras de hoja verde es una forma fácil de aumentar tu consumo de plantas. Come brócoli, bok choy, arúgula, jitomate, pimiento, kale y todas las demás plantas mencionadas en los principios 2 y 3. Limita las verduras almidonadas a media taza al día o incluso menos (media taza al día, no más de tres veces a la semana) si tienes prediabetes o eres diabético. Come frutas de bajo índice glucémico, como kiwi y moras; limita la ingesta a media taza al día o una fruta al día.

Usa la carne como condimento, o "condicarne"

Recuerda, la dieta pegana no es una dieta de mucha carne. Necesitas una cantidad del tamaño de la palma de tu mano de proteína para cada comida (vegetariana o con proteína animal). Come carne de libre pastoreo, aves o huevos orgánicos, e idealmente de libre pastoreo, pescados grasos, tofu o tempeh orgánicos sin soya GM, o frijoles y lentejas con bajo contenido de almidones. Las verduras deberían ser el centro de atención y la carne sólo la guarnición. Yo por lo general como entre 120 y 180 gramos de proteína animal dos veces al día, máximo.

Come grasa con cada comida

Como ya viste, la grasa es fundamental para el funcionamiento de un cuerpo sano; es uno de los componentes más básicos del cuerpo. ¡Una persona común se compone de entre 15 y 30% de grasa! Contrario a las recomendaciones erradas que se han dado en los últimos treinta y tantos años, se necesitan las grasas correctas para tener una piel sana, células sanas, un buen funcionamiento cerebral, fertilidad y otras cosas más. Las grasas indebidas (aceites vegetales refinados, como canola, cártamo y soya) son mortales. Céntrate en tres a cinco porciones de grasas saludables al día, como aguacate, nueces, semillas y aceite de oliva. Una porción de grasa es una cucharada de aceite de oliva o medio aguacate.

Incluye superalimentos especiales

Algo califica como superalimento si tiene una gran densidad nutricional. Da prioridad a todos los superalimentos que comenté a lo largo de este libro, incluyendo alimentos vegetales coloridos, carne de libre pastoreo y pescados salvajes grasos. Entre mis superalimentos favoritos se encuentran las moras, el té verde, el salmón salvaje, las anchoas, la carne de libre pastoreo, el yogur de cabra, el brócoli, el arroz negro y otras verduras crucíferas además del brócoli. Todos los poderosos fitoquímicos en estos alimentos ayudan a prevenir y combatir las enfermedades de tu cuerpo con información sanadora.

Evita los lácteos (en su mayoría)

Hay un motivo para que los paleo y los veganos eviten los lácteos. Pocos pueden tolerarlos y, en su mayoría, contribuyen al acné, la congestión, la obesidad, la diabetes, la cardiopatía y la osteoporosis. Si comes lácteos, enfócate en los que tengan una buena densidad nutricional, como mantequilla, ghee y yogur y queso de cabra y de oveja.

Consume sólo granos sin gluten en sus formas enteras

No necesitamos los granos, pero eso no quiere decir que todos sean terribles para nosotros. Los granos pueden subir tu glucosa, sobre todo si se consumen en forma de harina. Yo no recomiendo los productos a base de harinas ni el gluten con regularidad. Nuestras formas modernas de trigo y gluten son alimento para la inflamación, las enfermedades autoinmunes, los trastornos digestivos y la obesidad. Quizá las personas que no sean sensibles al gluten puedan tolerar bien los granos tradicionales con gluten, como el trigo einkorn o la cebada y el centeno heirloom. Pero es una buena idea que la mayoría de la gente haga una prueba de tres semanas 100% libres de gluten, seguidas de una reintroducción para ver cómo les afecta. Casi todas las personas no tienen idea de lo bien que se pueden sentir con una dieta libre de gluten.

Un poco de harina de nueces u otras alternativas sin granos está bien de vez en cuando, pero aléjate de las harinas de granos. Consume porciones pequeñas (media taza) de granos de bajo índice glucémico, como arroz negro y quinoa. Si eres prediabético o diabético, o tienes resistencia a la insulina, grasa abdominal o una enfermedad autoinmune, es recomendable que elimines los granos por completo durante tres semanas y veas cómo te sientes.

Come nueces, semillas y leguminosas con poco almidón

Las nueces y las semillas son un elemento básico de la dieta vegana. Las leguminosas también son fabulosas y una buena fuente de fibra, proteína y minerales. Pero sí provocan problemas digestivos en ciertas personas y, si tienes diabetes, una dieta con abundantes leguminosas puede provocar picos de glucosa. Media taza o hasta una taza al día está bien para algunos. Si tienes resistencia a la insulina, prediabetes, diabetes o alguna condición autoinmune, te beneficiaría descartar las leguminosas temporalmente. Mi recomendación en general es ceñirte a las leguminosas con poco contenido de almidón, como los frijoles negros, los frijoles de lupino y las lentejas. Las nueces y semillas se encuentran entre mis superalimentos favoritos. Yo como más o menos un puñado o dos al día de almendras, chía, nueces de macadamia, semillas de cáñamo y otras. Ve una lista completa en las páginas 153 y 154.

Disfruta algunos antojos, pero no los vuelvas un hábito de todos los días

La dieta pegana no se trata de perfección. Todos vamos a consentirnos con algo en un momento u otro. La clave es prevenir que las indulgencias se vuelvan hábitos. Disfruta el azúcar (en todas sus formas) ocasionalmente o con moderación. Cuando el gusto por pasteles, vino, cocteles, cerveza y demás se vuelve un hábito diario, contribuye a las enfermedades. Por esto, come sólo de vez en cuando tus antojos recreativos y sigue la dieta pegana 90% del tiempo. Yo limito mis indulgencias a un trozo de chocolate amargo al día y un postre saludable casero una vez a la semana. Algunas veces al mes bebo una copa de vino o un coctel con amigos. Es lo que me funciona a mí. Otros pueden tomar una copa de vino o un coctel hasta tres veces a la semana y sentirse bien. En lo que a postres se refiere, asegúrate de comer postres con alimentos reales, no un proyecto de ciencia industrial diseñado para ser adictivo. Y si quieres algo como galletas o un pay, prepáralo tú mismo con ingredientes reales. Si quieres papas a la francesa esporádicamente, fríelas tú mismo o, mejor aún, hornéalas con aceite de trufa y sal. Es fácil y delicioso.

Esta forma de alimentación regenera tu salud y la salud del planeta. El campo de la nutrición es complicado, y lo cierto es que no existe una sola fórmula que funcione para las creencias, preferencias y composiciones genéticas de todos. La dieta pegana gira en torno a reglas sencillas que puedes personalizar a partir de tus necesidades.

Conclusión del principio 21

Come una variedad de alimentos vegetales coloridos a lo largo del día. Come una cantidad de proteína del tamaño de la palma de tu mano, sea animal o vegetal, en cada comida. Agrega una porción o dos de grasas saludables en cada comida. Evita alimentos con etiquetas e ingredientes que no puedas pronunciar. Evita los lácteos convencionales, el gluten y el azúcar. No seas muy duro contigo mismo. Te dejo un acordeón de la dieta pegana:

Verduras	Come una cantidad ilimitada de verduras no almidonadas: alcachofa, espárrago, aguacate, germen, brócoli, coles de Bruselas, col, zanahoria, coliflor, apio, pepino, berenjena, ajo, jengibre, corazones de palmito, kohlrabi, hojas verdes, hongos, cebolla, pimiento, achicoria, rábano, colinabo, algas, chalote, calabaza de verano, jitomate, nabo, calabacita
	Limita las verduras almidonadas a ½ taza al día: yuca, camote, calabaza de invierno, calabaza de Castilla
Fruta	Come ½ taza de fruta o 1 pieza de fruta al día. Céntrate en frutas con bajo índice glucémico, como zarzamora, mora azul, arándano, kiwi, limón verde, limón amarillo, frambuesa
Proteína animal	Come entre 120 y 180 gramos de proteína animal dos veces al día, máximo: pollo, huevo, pavo, pato, faisán, gallina de Cornualles sin antibióticos ni hormonas, de libre pastoreo; cordero, res, búfalo, venado, avestruz, alce, ciervo de libre pastoreo, alimentados con pastura; anchoas, almejas, bacalao, cangrejo, lenguado, arenque, halibut pequeño, mejillones, salmón salvaje, sardinas, sable, camarón, callos de hacha, trucha
Nueces, semillas, leguminosas, granos	Come uno o dos puñados de nueces y semillas diario
	Nueces: almendras, nueces de Brasil, nueces de la India, avellanas, macadamias, pecanas, piñones, pistaches, nueces de Castilla

Nueces, semillas, leguminosas, granos	Semillas: chía, linaza, cáñamo, semillas de calabaza, ajonjolí, girasol, cacao crudo
	Come hasta ½ taza de leguminosas con un bajo contenido de almidones al día: ejotes, chícharos, lentejas, frijoles de lupino, miso, natto, soya no GM, tempeh, garbanzos, frijoles negros, chícharos dulces, chícharos chinos
	Come hasta ½ taza de granos enteros al día: quinoa, arroz negro, arroz integral, arroz rojo, arroz salvaje, teff, amaranto, trigo sarraceno
Lácteos	Mantequilla, ghee, yogur de cabra y oveja, y queso de libre pastoreo están bien, con moderación
Bebidas	Bebe agua purificada, té herbal, agua mineral, agua mineral con limón, jugos verdes con sólo verduras y un poco de limón
	Café y té con cafeína están bien si no tienes ansiedad ni reacciones adversas
	Limita el consumo de alcohol a 1 copa de vino o 1 coctel hasta tres veces a la semana
Aceite y condimentos	Para cocinar, usa ghee de libre pastoreo, sebo, manteca, grasa de pato, grasa de pollo de crianza humanitaria; aceite de aguacate orgánico, o aceite de coco virgen orgánico
	Para ensaladas, usa aceite de almendra, aceite de linaza, aceite de cáñamo, aceite de macadamia, aceite de oliva virgen extra (también bueno para cocinar a fuego bajo o medio), aceite de ajonjolí, tahini, aceite de nuez de Castilla
Azúcar y endulzantes	Come pequeñas cantidades de stevia, fruto del monje, miel de maple, miel de abeja, azúcar de coco o melaza. No deberían ser alimentos de consumo diario

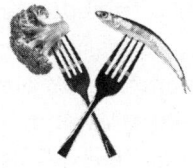

Cocina como pegano

Cocinar es una habilidad que se ha perdido, pero es la más importante para nuestra salud y longevidad (¡a menos que tengas un chef privado!). Hemos criado generaciones de personas que no saben cocinar y pasan más tiempo viendo a otros cocinar en televisión que ellos mismos en la cocina. Cocinar no sólo es bueno para ti, sino que se trata de una poderosa forma de promover el cambio en nuestro sistema alimentario. Puedes elegir lo que compras y de dónde proviene la comida, lo cual influye para que el mercado produzca mejor comida. Si todos dejáramos de comprar refrescos, carne de granjas industriales o alimentos con jarabe de maíz de alta fructosa, empezaría una revolución alimentaria de la granja al tenedor.

Nos han entrenado para pensar que cocinar es molesto, monótono y consume tiempo. Sin embargo, es uno de los actos más esenciales que nos vuelven humanos. Michael Pollan, en su libro *Cocinar*, dice: "El declive de la cocina casera del día con día no sólo daña la salud de nuestro cuerpo y nuestra tierra, sino a nuestras familias, comunidades y el sentido en que nuestra alimentación nos conecta con el mundo". Wendell Berry dijo que "comer es un acto agrícola". También es un acto político, lo mismo que cocinar.

¿Cómo terminar con nuestra epidemia actual de enfermedades crónicas y crisis financiera, medioambiental y de salud? Necesitamos cocinar como medio de salida. Cuando cocinamos, reconstruimos comunidades, fortalecemos los vínculos dentro de la familia y nutrimos nuestro cuerpo y alma. Cocinar es además divertido.

Recuerda que, por lo general, lo que representa un problema no son la sal, el azúcar ni algún otro ingrediente que añadas a tus comidas caseras. Son la sal, el azúcar, las grasas malas y los ingredientes tóxicos impronunciables que las empresas de comida añaden a sus alimentos lo que daña tu salud. Cocinar es tu manera de huir de las enfermedades y es tu camino hacia la libertad de los alimentos procesados, hacia una salud vibrante y una vida más feliz.

Al momento de escribir estas líneas, el mundo entero se está guardando por el covid-19. Los restaurantes están cerrados y muchos de nosotros tenemos poco o ningún acceso a la comida para llevar. Más personas están cocinando en casa; de hecho, casi todos deben hacerlo. Mi esperanza es que, aun cuando éste sea un momento tremendamente difícil, nos una a todos y nos conecte más con nuestras cocinas y con el acto de cocinar.

Antes de ir a las recetas, repasemos algunos puntos básicos para asegurar tu éxito con ellas.

Diviértete

Si para ti cocinar es una carga, probablemente no entras muy seguido a la cocina. En cambio, pon un poco de música, ve por un ser querido, quédate en calma, sonríe y fluye. Elige recetas entretenidas de platillos que te encanten. Prueba nuevas cosas. Una vez que aprendas a cocinar siguiendo recetas, en qué orden debes agregar los ingredientes, qué alimentos quedan mejor juntos o cómo usar distintas especias, podrás improvisar y jugar un poco. Es como aprender a tocar un instrumento musical. No tiene que ser perfecto. Equivócate. Aprende para la siguiente ocasión.

Prepara tu refrigerador y tu alacena

Ten lo básico a la mano:

- Aceite de oliva virgen extra orgánico para rociar y cocinar a bajas temperaturas.
- Aceite de aguacate para cocinar a altas temperaturas.

- Sal y pimienta. Son la base de la mayoría de las recetas. A mí me encanta la sal real Redmond, una sal mineral de un antiguo lecho marino en Utah.
- Tus especias y hierbas favoritas. Mis favoritas son paprika, cúrcuma, comino, cilantro, cardamomo, tomillo, eneldo, romero, canela, cayena, chile piquín, orégano, clavos de olor y semillas de mostaza. Las especias te ayudan a recorrer el mundo a través de la comida. Prueba una mezcla mexicana una noche y luego una tailandesa a la siguiente. ¿Y qué hay de otra que sea india, japonesa, marroquí, griega o italiana? Son las especias las que vuelven únicas las gastronomías y proveen un poderoso golpe curativo medicinal junto con su sabor.
- Agrega alimentos ácidos. A mí me encantan el limón verde y el limón amarillo, el vinagre de manzana y el vinagre balsámico. Puedes preparar aderezos para ensalada con sólo aceite de oliva, un ácido y especias.
- Por último, consigue un juego básico de aditamentos para cocina. Mozart necesitaba muchos instrumentos para crear música bellísima. Consigue buenos cuchillos, ollas y sartenes, mezcladores, peladores, cucharas de madera y demás. Ve mis marcas favoritas en la sección de recursos de la página 221.

Aprende a cocinar bien las verduras

Aprender a cocinar las verduras adecuadamente puede cambiar tu vida. La mayoría de las verduras acaba en mezclas sin sabor, cocidas en exceso. La gente suele decir que no le gustan las coles de Bruselas ni los espárragos. Mi respuesta es que no saben cómo prepararlos de la manera correcta. Primero necesitas aprender lo más elemental de la cocina y luego experimentar con sabores que disfrutes.

- **Saltear.** Es mi forma favorita de preparar verduras. Calienta una sartén grande y profunda sobre fuego medio. Agrega 1 cucharada de aceite de aguacate, mantequilla de libre pastoreo o ghee a la sartén. Cuando la grasa empiece a reflejar, agrega las verduras, permitiendo que se cocinen entre 2 y 5 minutos. Si quieres aumentar un poco los sabores, primero agrega un poco de cebolla, ajo y jengibre, y cocínalos 1 o 2 minutos. Verduras como los espárragos se cocinan en sólo 3 o 4 minutos. Verduras más gruesas, como la coliflor, requerirán unos cuantos minutos más. Agrega un toque de agua o un poco de salsa mirin, un tipo de vino de arroz japonés que le da un buen sabor a todo.

- **Al vapor.** Las verduras al vapor son sencillas, frescas, crujientes y llenas de nutrientes. Amo el brócoli al vapor (o cualquier verdura), revuelto con una mezcla de aceite de oliva virgen extra, jugo de limón, un diente de ajo fresco machacado y un poco de sal y pimienta. Inserta una canasta vaporera en una olla grande. Llena la olla con varios centímetros de agua, justo bajo el fondo de la vaporera. Con la tapa puesta, permite que el agua hierva sobre fuego medio-alto. Agrega las verduras a la vaporera, tapa la olla y baja la flama a fuego medio, cociendo las verduras hasta que estén un poco crujientes y bien cocidas. Casi todas las verduras necesitan entre 2 y 5 minutos. Las verdes conservarán su brillante color. Si se oscurecen, se cocieron de más.
- **Rostizar.** Precalienta tu horno a 215 °C. Forra una charola para hornear con papel aluminio o papel pergamino para limpiarla más fácilmente. Revuelve tus verduras con aceite de oliva, sal, pimienta y cualquier otra especia de tu preferencia. Acomoda las verduras sobre la charola y rostízalas hasta que estén un poco crujientes y bien cocidas. Los espárragos suelen tomar de 5 a 10 minutos, pero la coliflor y el brócoli entre 20 y 30 minutos. Rostizar zanahorias u otras hortalizas puede tomar alrededor de 40 minutos. Puedes agregar las verduras que necesiten más tiempo primero y luego añadir las verduras que se cuecen más rápido.

No cocines de más ni de menos la proteína

Cuando se trata de cocinar carnes, aves y pescados, la preparación es crucial. Lo que no quieres es cocinarlas de más ni de menos. Las aves y carnes rojas crudas son un hervidero de bacterias. Cocinar a altas temperaturas produce compuestos tóxicos capaces de dañar tu salud. Yo recomiendo conseguir un termómetro de carne para medir la temperatura. De igual manera, usa especias medicinales en tus marinadas para reducir la inflamación.

- La carne estará lista, dependiendo de tus preferencias, a una temperatura interna entre 55 y 60 °C para término medio, o entre 60 y 65 °C para término tres cuartos si se trata de filetes, carnes rostizadas y costillas. Ésta es una gran forma de cocinar un filete. Si lo vas a hacer sobre la estufa, sala el filete alrededor de 30 minutos antes de cocinarlo. Calienta una sartén (a mí me gusta usar sartenes de hierro forjado para la carne). El filete sólo necesitará entre 4 y 6 minutos de cada lado, dependiendo del grosor. Cocínalo hasta obtener la temperatura deseada. Sazona con tus especias y hierbas favoritas.
- La carne molida y las aves se deben cocinar hasta llegar a 75 °C. Calienta una sartén grande con aceite de aguacate sobre fuego medio-alto. Agrega la carne en la sartén caliente y sepárala en trozos con una espátula. Cocínala hasta que se dore.
- Hornea tu pollo hasta que la temperatura interna señale 75 °C. Para pechugas de pollo rostizadas, calienta el horno a 175 °C. Mezcla tu marinada favorita en un tazón. A mí me gusta una mezcla de ajo, aceite de oliva, jugo de limón, albahaca y sal de mar. Acomoda las pechugas de pollo en el tazón, cúbrelas con la mezcla y permite que se maceren por 15 minutos. Forra tu charola para hornear con papel pergamino para limpiarla más fácilmente. Acomoda el pollo y más marinada en la charola. Cocínalo 30 minutos hasta que el pollo alcance la temperatura deseada.
- Cocina el pescado hasta que alcance 65 °C. Ésta es una forma de cocinar el salmón perfecto. Calienta tu sartén sobre fuego medio-alto. Mientras esto sucede, sazona tu salmón. Agrega aceite de aguacate a la sartén y acomoda el pescado con la piel hacia abajo. Permite que se cocine alrededor de 7 minutos. No lo toques, por más tentación que sientas. Después de 7 minutos estará casi cocido. Voltéalo, pero ten cuidado con el aceite caliente. Cocínalo 2 minutos más. Para este momento debería estar perfecto.

Trucos culinarios maestros

Puedes volverte experto en tres cosas en un día. Entre ellas, un licuado, una ensalada y un sofrito básico. Son muy sencillos y muy nutritivos.

Puedes intercambiar los ingredientes por cosas que ya tengas o probar con nuevos.

- **Licuado sencillo.** Licua 120 mililitros de leche sin lácteos y sin endulzar (mi favorita es Milkadamia), ½ taza de moras congeladas, un puñado de espinacas u otras hojas verdes, 1 cucharada de crema de nueces y 1 cucharada de linaza o chía. Nada más. El licuado perfecto. Puedes agregar una medida de mi malteada pegana para un extra de proteína, grasa y fibra (getfarmacy.com/pegan).
- **Ensalada facilísima.** En una ensaladera, agrega 1 manojo de hojas verdes picadas (yo prefiero lechuga mantequilla o arúgula), tantas verduras no almidonadas como desees (pimientos, pepinos, rábanos, hinojo, cebollitas de cambray, aceitunas), una lata de salmón salvaje o entre 60 y 180 gramos de pollo, 3 cucharadas de tus hierbas y especias favoritas (perejil, cilantro, menta, albahaca), 2 cucharadas de aceite de oliva virgen extra y 1 o 2 cucharadas de jugo de limón, vinagre balsámico o vinagre de manzana. ¡Revuelve todo y sirve!
- **Sofrito de cocina.** Calienta aceite de aguacate en una sartén grande sobre fuego medio. Agrega cebolla picada y saltéala 2 o 3 minutos. Luego añade ajo picado o machacado, un poco de jengibre y 3 tazas de verduras picadas. Prueba hinojo, poro, zanahoria, calabacita, coliflor, espárragos, cebolla, brócoli o cualquier otra cosa. Agrega especias como paprika o comino. Conviértelo en un platillo asiático con un poco de aceite de ajonjolí tostado, tamari sin gluten y mirin. Cocínalo entre 10 o 15 minutos, o menos. Exprime jugo de limón encima y esparce hierbas frescas como perejil o cilantro. Añade sal al gusto. Puedes incluir tu proteína favorita, como carne molida o un bistec de pollo, de res, tempeh o tofu.

Te aseguro que cualquiera puede aprender a cocinar, incluso si tu única experiencia es calentar cenas congeladas o tostar pan. Una vez que aprendas a apreciar los sabores, te sueltes y experimentes en la cocina, podrás nutrir tu cuerpo y darles placer y alegría a tus seres queridos. Ah, y también podrás revolucionar tu salud.

Los cimientos de la dieta pegana se encuentran en comer y cocinar alimentos enteros, reales. Espero que incorpores los principios peganos a tu vida y descubras el placer, la alegría, la nutrición y el poder curativo de la comida. Recuerda, la comida es medicina. ¡Tu supermercado es tu farmacia!

A continuación se encuentran mis recetas peganas favoritas, que incluyen desayunos, comidas, cenas, platillos básicos, bebidas, acompañamientos y muchas más.

¡Empecemos a cocinar!

Desayunos

"Pan" de latke con aguacate

Rendimiento: 4 porciones
Tiempo de preparación: 35 minutos
Tiempo de cocción: 40 minutos

El pan tostado con aguacate se ha vuelto muy popular, pero a mí nunca me ha gustado el pan comercial, lleno de harina refinada. Para esta versión más saludable, apilé latkes (hot cakes de papa) hechos de camote con un guacamole sencillo, una ensalada fresca de hinojo y un huevo pasado por agua. El hinojo es una verdura que se utiliza muy poco, rica en minerales y antioxidantes polifenoles protectores, como ácido rosmarínico, ácido clorogénico y quercetina, con un ligero y único sabor a regaliz.

Latkes de camote
- 3 tazas de camote blanco japonés (o cualquier tipo de camote blanco o amarillo) rallado
- ¾ de taza de cebolla blanca rallada
- 1 jalapeño chico desvenado y sin semillas, picado finamente (opcional)
- ¼ de taza más 2 cucharadas de linaza molida
- ½ cucharadita de ajo en polvo
- ½ cucharadita de pimienta negra
- ¼ de taza de aceite de aguacate
- 3 claras de huevo de libre pastoreo, batidas

Ensalada de hinojo
- 1 bulbo de hinojo grande con hojas
- 10 hojas de menta fresca troceadas
- 2 cucharadas de jitomates deshidratados, picados
- 1 chalote chico picado finamente
- 2 cucharadas de jugo de limón amarillo fresco

1 cucharada de aceite de oliva virgen extra
⅛ de cucharadita de sal de mar
¼ de cucharadita de pimienta negra

Guacamole
1 aguacate grande rebanado a la mitad y sin hueso
½ taza compacta de cilantro fresco
Jugo y ralladura de 1 limón verde
1 jalapeño chico desvenado y sin semillas, picado finamente (opcional)
1 cucharada de aceite de oliva virgen extra
¼ de cucharadita de pimienta negra

Huevos pasados por agua
4 huevos de libre pastoreo

1. Precalienta el horno a 190 °C y forra una charola para hornear con papel pergamino.
2. Para los latkes: agrega el camote rallado y la cebolla a un colador, y presiona para eliminar el exceso de humedad. En un tazón grande, mezcla el jalapeño (si lo usas), la linaza molida, el ajo en polvo, la pimienta, el aceite de aguacate y las claras de huevo. Agrega el camote y la cebolla, y revuelve bien hasta integrar.
3. Compacta la mezcla en una taza medidora de ¼ de capacidad y voltea cada latke hacia la charola. Usa tus manos para aplanarlos. Debes obtener por lo menos 8 latkes. Hornéalos 15 minutos, voltéalos y hornéalos otros 15 minutos, hasta que estén dorados y crujientes.
4. Prepara la ensalada quitando los tallos y las hojas al bulbo de hinojo. Troza las hojas y rebana finamente los tallos. Transfiérelos a un tazón grande. Con ayuda de una mandolina, rebana finamente el bulbo, cortándolo a la mitad si es necesario. Agrega el hinojo al tazón junto con la menta troceada y los jitomates deshidratados.
5. Aparte, en un tazón pequeño, agrega el chalote picado, el jugo de limón, el aceite de oliva, la sal y la pimienta.
6. Prepara el guacamole sacando el aguacate hacia un tazón pequeño y aplastándolo un poco. Agrega el cilantro, el jugo de limón,

la ralladura de limón, el jalapeño (si lo usas), el aceite de oliva y la pimienta. Revuelve para incorporar, pero debe quedar grumoso.
7. Para preparar los huevos, calienta agua en una olla grande y profunda sobre fuego medio-alto, y espera a que hierva. Con ayuda de una cuchara ranurada, sumerge con cuidado los huevos en el agua, uno a la vez. Cocínalos exactamente 6.5 minutos, ajustando la flama para mantener un hervor suave. Transfiere los huevos a un tazón con agua helada y enfríalos 2 minutos. Una vez templados, rompe cuidadosamente los cascarones y pela los huevos.
8. Revuelve la mezcla de hinojo con el aderezo. Ensambla el platillo acomodando un latke de camote, guacamole, otro latke, luego una cucharada de ensalada y encima un huevo. Repite la operación para preparar cuatro en total y sirve.

Análisis nutricional por porción: calorías, 566; grasa, 36 g; grasa saturada, 5 g; colesterol, 185 mg; fibra, 13 g; proteína, 17 g; carbohidratos, 47 g; sodio, 309 mg.

Quinoa horneada con moras para la mañana

Rendimiento: 6 porciones
Tiempo de preparación: 15 minutos, más 10 minutos para que se enfríe
Tiempo de cocción: 1 hora

Hay mañanas que piden un tazón caliente y reconfortante de delicia horneada. Este platillo es justamente eso, quinoa rica en proteína, nueces, semillas y una variedad de coloridas moras dulces, rebosantes de vitamina C y fitoquímicos contra el envejecimiento. Puedes usar cualquier combinación de moras que quieras para un total de 3 tazas. Frescas son mejores, ¡pero congeladas también sirven!

1 cucharadita de aceite de aguacate
1 taza de quinoa blanca germinada

1 calabacita mediana
2 tazas de leche de nueces sin endulzar
½ taza de agua filtrada
Ralladura de 1 naranja
2 cucharaditas de extracto de vainilla puro
1 cucharadita de canela molida
¼ de cucharadita de nuez moscada en polvo
1 pizca de sal de mar
⅓ de taza de semillas de cáñamo sin cáscara
¼ de taza de linaza molida
2 cucharadas de coco rallado sin endulzar
⅓ de taza del endulzante de tu preferencia (fruto del monje, endulzante de maple líquido, miel de maple pura, miel de abeja cruda, opcional)
1 taza de fresas (8 aprox.) cortadas en cuartos
1 taza de zarzamoras (15 aprox.) cortadas a la mitad
½ taza de frambuesas
½ taza de moras azules
¼ de taza de nueces pecanas enteras crudas
¼ de taza de almendras fileteadas crudas

1. Precalienta el horno a 180 °C. Engrasa una cazuela para horno de 27 × 18 centímetros con el aceite de aguacate. Enjuaga bien la quinoa y sírvela en la cazuela.
2. Con ayuda de un rallador de caja, ralla la calabacita usando el lado más fino del rallador. Usa tus manos para exprimir el exceso de agua. Deberías tener 1 taza de calabacita rallada. Agrégala a la cazuela con la quinoa y revuelve. Extiende la mezcla uniformemente.
3. En un tazón mediano, agrega la leche de nueces, el agua, la ralladura de naranja, el extracto de vainilla, la canela, la nuez moscada, la sal, las semillas de cáñamo, la linaza, el coco rallado y el endulzante de tu elección si lo usas. Revuelve bien. Vierte la mezcla encima de la calabacita y la quinoa, y combina todo.
4. Echa las moras en la cazuela, extendiéndolas uniformemente. Rompe las nueces pecanas en trozos pequeños y espárcelos junto con las almendras fileteadas. Con ayuda de una espátula, presiona todo suavemente hacia el líquido y aplana la superficie.

5. Tapa la cazuela y hornéala durante 30 minutos. Pasado ese tiempo, eleva la temperatura del horno a 190 °C y hornea la quinoa, destapada, otros 30 minutos. El líquido se debe absorber y la quinoa debe verse dorada y pegajosa.
6. Cuando esté lista, saca la cazuela del horno y permite que se enfríe 10 minutos antes de servir. Puedes conservar el sobrante en refrigeración hasta por 4 días.

Análisis nutricional por porción (sin añadir endulzante): calorías, 307; grasa, 17 g; grasa saturada, 2 g; colesterol, 0 mg; fibra, 8 g; proteína, 11 g; carbohidratos, 31 g; sodio, 87 mg.

Pan de matcha y amapola con glaseado de agua de rosas

Rendimiento: 12 rebanadas
Tiempo de preparación: 20 minutos
Tiempo de cocción: 30 a 35 minutos

Esta deliciosa hogaza sin gluten es un desayuno extraordinario o una botana para subirte el ánimo. Llena de antioxidantes por el té verde matcha en polvo y bastantes grasas monoinsaturadas saludables por el aceite de oliva, aporta energía duradera. El glaseado añade una nota floral dulce, con un toque de agua de rosas. Este pan no se parece a ningún otro y seguramente se convertirá en uno de los favoritos de tu familia.

Pan de matcha y amapola
- ½ taza de aceite de oliva virgen extra
- 2 huevos grandes de libre pastoreo
- ½ taza de leche de almendra sin endulzar
- 1½ cucharaditas de extracto de vainilla puro
- 2 cucharadas de miel de abeja cruda (opcional)
- 2 cucharadas de semillas de amapola
- 1½ tazas de harina de almendra fina
- ¼ de taza de harina de coco
- 1½ cucharadas de matcha en polvo

½ taza de fruto del monje granulado, para hornear
½ cucharadita de sal de mar
1 cucharadita de bicarbonato de sodio

Glaseado de agua de rosas
¼ de taza de ghee o de aceite de coco suavizado
1 cucharadita de agua de rosas
1 cucharadita de fruto del monje en polvo
o miel de abeja cruda

Para decorar (opcional)
Fruto del monje en polvo
Almendras fileteadas crudas
Pétalos y botones de rosa secos, comestibles

1. Precalienta el horno a 180 °C. Engrasa ligeramente un molde para hogaza de 20 × 10 centímetros con aceite de oliva y cubre el fondo con papel pergamino.
2. En un tazón mediano, bate el aceite de oliva, los huevos, la leche de almendra, el extracto de vainilla, la miel de abeja (si la usas) y las semillas de amapola. Bate bien hasta que quede esponjoso. Reserva.
3. En un tazón grande, cierne la harina de almendra, la harina de coco, el matcha en polvo, el fruto del monje, la sal y el bicarbonato de sodio, y revuelve bien.
4. Agrega los ingredientes húmedos a los ingredientes secos, mezclando bien. Vierte la masa en el molde preparado y usa una espátula para aplanar la superficie.
5. Hornéalo 30 o 35 minutos, o hasta que insertes un palillo en el centro y salga limpio. Permite que se enfríe en el molde antes de voltearlo para sacar el pan.
6. Mientras, prepara el glaseado mezclando todos los ingredientes en un tazón pequeño.
7. Si eliges decorar, usa un colador de malla fina para espolvorear el pan con fruto del monje en polvo; luego decora con almendras fileteadas y botones y pétalos comestibles. Sirve rebanadas calientes o a temperatura ambiente con el glaseado aparte para remojar o rociar.

8. Puedes guardar el sobrante en refrigeración hasta por 3 días.

Análisis nutricional por rebanada (usando ghee, sin miel de abeja): calorías, 217; grasa, 19 g; grasa saturada, 5 g; colesterol, 42 mg; fibra, 4 g; proteína, 5 g; carbohidratos, 14 g; sodio, 221 mg.

Hot cakes chai con crema batida de coco

Rendimiento: 14 hot cakes (10 centímetros de diámetro)
Tiempo de preparación: 20 minutos
Tiempo de cocción: 30 minutos

Si te gusta la ocasional indulgencia en el desayuno, esta receta es para ti. Pero en lugar de harina refinada y azúcar, yo uso harinas de almendra y de trigo sarraceno con fibra saludable y cargadas de nutrientes, además de endulzar con fruto del monje, que no tiene ninguna carga glucémica. Así que puedes disfrutar estos hot cakes libre de culpa. Ponte creativo y usa todos los complementos que desees; los higos frescos son de mis favoritos.

Crema batida de coco
- 1 lata (415 mililitros) de crema de coco, enfriada en el refrigerador una noche
- ⅓ de taza de fruto del monje en polvo

Hot cakes chai
- 2 huevos grandes de libre pastoreo
- 1½ tazas de leche de almendra sin endulzar
- 2 cucharaditas de extracto de vainilla puro
- ¼ de taza de aceite de coco derretido
- 3 cucharadas de endulzante de fruto del monje granulado, para hornear (opcional)
- ¼ de taza de nueces pecanas crudas trituradas
- 1 taza de harina de trigo sarraceno
- ½ taza de harina de almendra

1 cucharadita de polvo para hornear
½ cucharadita de bicarbonato de sodio
¼ de cucharadita de sal de mar
2 cucharaditas de canela en polvo
¼ de cucharadita de cardamomo en polvo
¼ de cucharadita de jengibre en polvo
½ cucharadita de clavo de olor en polvo
½ cucharadita de nuez moscada en polvo

Para decorar
Miel de maple pura (opcional)
Higos frescos rebanados (opcional)

1. Refrigera un tazón grande para mezclar para que puedas preparar la crema batida de coco más tarde. En otro tazón grande, bate juntos los huevos, la leche de almendra, el extracto de vainilla, 2 cucharadas de aceite de coco y el fruto del monje si lo usas. Bate hasta que los huevos estén totalmente incorporados y la mezcla se espese. Agrega las nueces pecanas trituradas con movimientos envolventes.
2. En otro tazón grande, cierne las harinas de trigo sarraceno y almendra, el polvo para hornear, el bicarbonato de sodio, la sal, 1½ cucharaditas de canela, el cardamomo, el jengibre, el clavo y la nuez moscada. Lentamente, añade los ingredientes secos a los ingredientes húmedos, revolviendo bien hasta que se integren completamente y no queden grumos.
3. Calienta una sartén grande sobre fuego medio. Cuando esté caliente, úntala con un poco del aceite de coco restante (1 cucharadita, aproximadamente) y vierte dos o tres porciones de ¼ de taza de la mezcla hacia la sartén. Cocina los hot cakes durante 2 minutos, voltéalos y cocínalos otros 2 minutos, hasta que estén dorados y crujientes. Pásalos a un plato y repite la operación con el aceite de coco restante y la mezcla.
4. Para preparar la crema batida de coco, toma la crema de coco enlatada del refrigerador y saca la porción de crema sólida que queda en la superficie. Transfiérela al tazón para mezclar frío. Con una batidora de mano, mezcla hasta que todo esté cremoso, luego añade el fruto del monje en polvo y la ½ cucharadita de

canela restante. Vuelve a batir hasta que esté suave; 2 minutos, aproximadamente.
5. Sirve los hot cakes con crema batida encima, un rocío de miel de maple y rebanadas de higo si lo deseas.

Análisis nutricional por cada hot cake (sin la miel de maple ni los higos): calorías, 175; grasa, 14 g; grasa saturada, 10 g; colesterol, 26 mg; fibra, 2 g; proteína, 3 g; carbohidratos, 9 g; sodio, 138 mg; azúcar, 1 g.

Crema de especias

Rendimiento: 2½ tazas
Tiempo de preparación: 30 minutos más 2 horas o toda la noche para remojar

Esta deliciosa crema sin lácteos llevará a tu café a otro nivel por completo. Una simple mezcla de almendras, crema de coco y especias confluye en una crema deliciosa pero saludable que animará tu rutina de las mañanas. Para una colación que puedas llevarte rápido, guarda la pulpa de almendra para usarla en mis bolitas energéticas de almendras y especias, de la página 212.

- 2 tazas de almendras enteras crudas
- 5½ tazas de agua filtrada
- 2 latas (de 160 mililitros) de crema de coco
- 1½ cucharaditas de pumpkin pie spice*
- ⅛ de cucharadita de sal de mar

1. Acomoda las almendras en un tazón grande, cúbrelas con 3 tazas de agua filtrada y remójalas toda la noche en refrigeración. O cúbrelas con agua caliente y remójalas sobre la barra de tu cocina durante 2 horas.

---

* *N de T:* Este ingrediente no tiene una traducción al castellano. Se encuentra en tiendas y supermercados con este nombre.

2. Desecha el agua de remojo, enjuaga las almendras y pásalas a una licuadora de alta velocidad. Agrega las 2½ tazas de agua filtrada restantes, la crema de coco, el pumpkin pie spice y la sal. Licua durante 2 minutos, asegurándote de que la mezcla no se caliente.
3. Cubre un colador con una bolsa para leches vegetales, una toalla de cocina delgada o un paño, y ponlo sobre un tazón para mezclar. Vierte la mezcla cremosa y permite que escurra durante 10 minutos.
4. Pasados los 10 minutos, junta las orillas de la bolsa o de la toalla, y levántala. Enróscala alrededor de la pulpa de almendra y exprímela hasta que no salga más líquido. Guarda la pulpa para preparar mis bolitas energéticas de almendras y especias, página 212.
5. Guarda la crema en un frasco o un contenedor sellado, y consérvala en refrigeración hasta por 5 días. Agítala bien y añádela a tu café o tu té favorito, encima de granola sin granos o en tu receta favorita de licuado para un sabor cálido de inspiración otoñal.

Análisis nutricional (por cada cucharada): calorías, 22; grasa, 2 g; grasa saturada, 2 g; colesterol, 0 mg; fibra, 0 g; proteína, 0 g; carbohidratos, 15 g; sodio, 6 mg.

Licuado antienvejecimiento

Rendimiento: 1 porción
Tiempo de preparación: 5 minutos

Ésta es una de mis preparaciones favoritas de las cinco recetas a dominar. Los licuados son un sello en mi rutina de la mañana; hacen que sea muy fácil obtener una inmensa cantidad de fitonutrientes en un solo vaso. Este licuado es único en cuanto a que usa jícama refrescante, una gran fuente de fibra soluble llamada inulina, la cual apoya a tus bichos intestinales beneficiosos. Las frambuesas amargas y el polvo de granada añaden un dulzor natural y toneladas de antioxidantes para envejecer mejor.

⅓ de taza de jícama pelada y cortada en cubos (o calabacita sin pelar como sustituto)
½ taza compacta de hojas de espinacas frescas
¼ de taza de frambuesas congeladas
⅓ de taza de agua de coco
½ taza de leche de coco sin endulzar o de alguna leche de nueces
1 cucharada de granada en polvo
1 cucharada de crema de nueces (como almendra o nuez de la India)
1 medida de colágeno en polvo de libre pastoreo o proteína en polvo sabor vainilla y especias
3 cubos de hielo

Agrega todos los ingredientes a una licuadora de alta velocidad y licua hasta obtener una consistencia suave.

Análisis nutricional por porción (usando crema de almendra y colágeno en polvo): calorías, 276; grasa, 12 g; grasa saturada, 3 g; colesterol, 0 mg; fibra, 6 g; proteína, 23 g; carbohidratos, 23 g; sodio, 143 mg.

Sopas y ensaladas

Sopa de pavo y coco con un aire thai

Rendimiento: 4 porciones
Tiempo de preparación: 30 minutos
Tiempo de cocción: 55 minutos

Esta sopa de coco estilo tailandés con un giro especial tiene muchísimo sabor y es increíblemente sustanciosa. Me encanta que incluya todo lo que necesito para tener una comida nutritiva en un solo tazón. Durante años la gente tuvo miedo de disfrutar la carne oscura del pavo, pero cuando te enfocas en muslos de pavo de alta calidad y de libre pastoreo, recibes grasas monoinsaturadas saludables para el corazón y minerales para el sistema inmunológico, como hierro, zinc y selenio. Además, la carne oscura siempre ha sido más suave que la carne blanca, lo que todo chef desea.

Bolitas de pavo
  340 gramos de carne molida de muslos de pavo de libre pastoreo
  1 calabacita mediana
  1 zanahoria mediana pelada
  1 manojo de cebollitas de cambray
  2 dientes de ajo grandes picados finamente
  2 cucharadas de ajonjolí tostado
  2 cucharadas de linaza molida
  ½ cucharadita de sal de mar
  1 cucharadita de pimienta negra
  1 cucharadita de aceite de ajonjolí tostado
  1 huevo de libre pastoreo
  1 cucharada de salsa hoisin con aminoácidos de coco (opcional)

Sopa

    1 cucharada de aceite de aguacate
    2 tallos de té limón
    2 chalotes pelados y rebanados finamente
    1 trozo (de 2.5 centímetros) de jengibre fresco pelado y rebanado finamente
    2 dientes de ajo pelados
    4 tazas de caldo de pollo bajo en sodio
    1 lata (400 mililitros) de leche de coco entera, sin endulzar
    Jugo y ralladura de 1 limón verde
    ¼ de cucharadita de sal de mar, y más al gusto
    1 chile fresno chico rebanado finamente
    1 cucharadita de pasta de curry rojo
    1 bok choy mediano, sin tallos, picado
    5 hojas de kale, sin tallos, picadas
    1½ cucharaditas de salsa de pescado sin gluten, y más al gusto

Para decorar

    ½ taza suelta de hojas de cilantro fresco
    1 limón verde cortado en cuartos

1. Precalienta el horno a 220 °C.
2. Agrega la carne de pavo a un tazón grande para mezclar. Con la parte fina de un rallador, ralla la calabacita y la zanahoria en el tazón. Rebana finamente las cebollitas y añade las partes blancas al tazón, reservando las partes verdes.
3. Añade el ajo, el ajonjolí, la linaza molida, la sal, la pimienta, el aceite de ajonjolí, el huevo y la salsa hoisin (si la usas), y combina todo.
4. Forma bolitas de 5 centímetros con la mezcla de carne de pavo. Acomoda las bolitas en una charola para hornear forrada con papel pergamino y hornéalas 20 o 25 minutos. Retira las bolitas del horno cuando estén doradas y fragantes, y reserva.
5. Mientras, empieza a preparar la sopa. Calienta una olla grande con el aceite de aguacate sobre fuego medio. Prepara el té limón pelando cualquier hoja externa dura y corta el extremo de la raíz. Aplasta ligeramente el tallo con el costado de un cuchillo para abrirlo, corta trozos de 2.5 centímetros y agrégalos a la olla.

Añade los chalotes y el jengibre. Con el costado ancho del cuchillo, aplasta el ajo y agrégalo a la olla, revolviendo bien.
6. Cocina la sopa 5 minutos, luego vierte el caldo de pollo y la leche de coco. Permite que la mezcla hierva, baja la flama a fuego lento y déjala hervir 35 minutos.
7. Cuela la sopa en un colador grande de malla fina y devuelve el líquido a la olla. Incorpora la ralladura y el jugo de limón, la sal, el chile fresno, la pasta de curry y las bolitas de pavo rostizadas. Tapa la olla y déjala hervir a fuego lento durante 10 minutos.
8. Añade el bok choy y el kale a la sopa con las partes verdes reservadas de las cebollitas hasta que se ablanden. Incorpora la salsa de pescado, revuelve y cocina 5 minutos más.
9. Sirve la sopa con un cucharón en tazones individuales y decora cada uno con cilantro y un cuarto de limón.

Análisis nutricional por porción (sin la salsa hoisin): calorías, 496; grasa, 32 g; grasa saturada, 18 g; colesterol, 114 mg; fibra, 6 g; proteína, 23 g; carbohidratos, 19 g; sodio, 939 mg.

Crema de limón y albahaca

Rendimiento: 6 porciones
Tiempo de preparación: 10 minutos
Tiempo de cocción: 25 minutos

Ésta es una de mis preparaciones favoritas de las cinco recetas a dominar. La albahaca fresca y el jugo de limón hacen que esta sopa cítrica cobre vida, mientras que se licua la calabacita para crear la base cremosa perfecta... ¡sin la necesidad de lácteos! La combinación de la albahaca, el limón y el ajo crea un apoyo inmunológico potente para mantenerte bien todo el año. Es una buena sopa para transportar; sólo vierte un poco en una taza térmica en la mañana antes de ir al trabajo y tendrás un almuerzo caliente esperándote.

1 cucharada de aceite de aguacate
1 taza de poro rebanado finamente (sólo la parte blanca)

3 dientes de ajo grandes picados
4 calabacitas grandes picadas en cubos
5 tazas de agua o caldo de verduras bajo en sodio
1 cucharadita de sal de mar
10 hojas de albahaca frescas
½ taza de semillas de cáñamo sin cáscara
¼ de taza de jugo de limón fresco

Para decorar
2 cucharadas de piñones crudos
½ cucharada de semillas de cáñamo sin cáscara

1. En una olla mediana, calienta el aceite de aguacate sobre fuego medio-alto. Agrega el poro y saltéalo 3 minutos. Incorpora el ajo, baja la flama a fuego medio y sigue salteando las verduras 2 minutos.
2. Añade la calabacita y el líquido de tu elección, y tapa la olla. Baja la flama a fuego lento y permite que se cocine por 15 minutos, hasta que la calabacita quede translúcida y suave.
3. Incorpora la sal, la albahaca y ½ taza de semillas de cáñamo. En partes, muele la sopa en una licuadora de alta velocidad hasta que adquiera una consistencia suave. Devuélvela a la olla e incorpora el jugo de limón. Espera a que hierva.
4. Calienta una sartén pequeña sobre fuego medio. Tuesta los piñones alrededor de 2 o 3 minutos, hasta que suelten su aroma y se doren ligeramente. Reserva.
5. Para servir, divide la sopa en tazones y decora con semillas de cáñamo y piñones tostados. Puedes guardar el sobrante en un contenedor hermético en refrigeración hasta por 5 días.

Análisis nutricional por porción (usando agua): calorías, 153; grasa, 11 g; grasa saturada, 1 g; colesterol, 0 mg; fibra, 3 g; proteína, 7 g; carbohidratos, 10 g; sodio, 385 mg.

Ensalada de primavera prohibida

Rendimiento: 4 porciones
Tiempo de preparación: 30 minutos
Tiempo de cocción: 50 minutos

El arroz negro o prohibido es uno de mis granos favoritos. Comparado con el arroz blanco o integral, tiene más proteína, menos carbohidratos y antioxidantes poderosos que contribuyen a un envejecimiento y una salud en general óptimos. En esta receta, el arroz se mezcla con verduras de primavera refrescantes, como rábanos, arúgula y menta fresca, en una ensalada crujiente y colorida. Las anchoas aportan una dosis de grasas omega-3 para el cerebro y un sabor salado natural al aderezo.

Ensalada
- 1 taza de arroz negro salvaje
- 2¼ tazas de agua filtrada
- 3 calabacitas grandes
- 1 cucharadita de sal de mar
- 6 rábanos
- 1 taza compacta de menta fresca
- 1 taza compacta de perejil fresco
- ¼ de taza de cebollín rebanado finamente
- ¼ de cebolla morada mediana rebanada finamente
- 1 manojo de arúgula (3½ a 4 tazas sueltas, aproximadamente)

Aderezo
- 6 filetes de anchoa marinados en aceite de oliva, colados
- ¼ de taza de aceite de oliva virgen extra
- 1 cucharada de ralladura de limón
- 2 cucharadas de jugo de limón
- 2 cucharaditas de mostaza Dijon
- ½ cucharadita de pimienta negra

Para decorar
- ½ taza de almendras fileteadas crudas

1. En una olla mediana, mezcla el arroz con el agua y espera a que hierva. Baja la flama a fuego lento, tapa la olla y permite que hierva durante 50 minutos. Apaga la flama y deja la olla tapada 10 minutos más. Cuando el arroz esté suave, pero un poco húmedo, sírvelo en un tazón y espera a que se enfríe.
2. Mientras se cuece el arroz, prepara la ensalada. Con ayuda de una mandolina o un cuchillo filoso, rebana la calabacita finamente y pásala a un tazón grande; agrega sal para ayudar a eliminar su humedad. Mezcla bien y déjala escurrir en un colador sobre el fregadero.
3. Retira los extremos de los rábanos y córtalos en cuartos. Troza en pedazos grandes la menta y el perejil, y transfiere todo a un tazón para mezclar. Agrega también el cebollín, la cebolla y la arúgula al tazón.
4. Para preparar el aderezo, usa el canto de un cuchillo para aplastar los filetes de anchoa y pásalos a un tazón pequeño para mezclar. Agrega el aceite de oliva, la ralladura de limón, el jugo de limón, la mostaza y la pimienta, y revuelve bien.
5. En una sartén pequeña, tuesta las almendras sobre fuego medio hasta que adquieran un color dorado. Debe tomar alrededor de 2 minutos nada más. Reserva. Voltea la calabacita colada hacia una toalla de cocina limpia y sécala dando palmaditas.
6. Revuelve el arroz, la calabacita, la mezcla de verduras y hierbas, y el aderezo en una ensaladera grande. Esparce encima las almendras ¡y disfruta!

Análisis nutricional por porción: calorías, 462; grasa, 24 g; grasa saturada, 3 g; colesterol, 5 mg; fibra, 7 g; proteína, 14 g; carbohidratos, 53 g; sodio, 910 mg.

Ensalada de germen con wasabi y jengibre

Rendimiento: 4 porciones
Tiempo de preparación: 45 minutos
Tiempo de cocción: 25 minutos

Ésta es quizá la ensalada con más sabor que he comido jamás. Me encanta la base crujiente del germen de frijol mungo y verduras de raíz ralladas, combinado con el wasabi picante de nuez de la India y el jengibre dulce en escabeche. Si quieres preparar esta ensalada con antelación, simplemente no agregues el aderezo ni el wasabi de nuez de la India hasta que sea el momento de servir.

Wasabi de nuez de la India
⅔ de taza de nueces de la India tostadas, sin sal
1 cucharadita de aceite de aguacate
½ cucharadita de wasabi en polvo
¼ de cucharadita de sal de mar

Jengibre en escabeche
3 tazas de agua filtrada
1 trozo (de 13 centímetros) de jengibre fresco pelado
5 cucharadas de vinagre de coco
1 cucharada de azúcar de coco o fruto del monje granulado
3 cucharadas de jugo de betabel o betabel rallado crudo

Aderezo
⅓ de taza de mayonesa de aguacate
¼ de taza de aminoácidos de coco
2 cucharadas de jugo de jengibre (del jengibre encurtido)
2 cucharadas de cilantro fresco picado finamente
1 diente de ajo picado finamente
¼ de cucharadita de sal de mar
¼ de cucharadita de pimienta blanca
1 pizca de hojuelas de chile de árbol

Ensalada
2⅓ tazas de germen de frijol mungo
1 kohlrabi grande
3 rábanos grandes
1 jícama grande
½ taza suelta de cilantro fresco picado
1 cucharada de ajonjolí negro

1. Para el wasabi de nuez de la India: trocea las nueces de la India y pásalas a un tazón pequeño. Agrega el aceite de aguacate, el wasabi en polvo y la sal, y mezcla bien. Reserva.
2. Prepara el jengibre en escabeche hirviendo el agua en una olla pequeña y profunda. Con ayuda de una mandolina, corta rebanadas superfinas de jengibre. Una vez que el agua suelte el hervor, sumerge el jengibre y cuécelo 10 minutos. Añade al agua con jengibre el vinagre, el azúcar o el fruto del monje, y el jugo de betabel o el betabel rallado crudo. Baja la flama a fuego medio y cocínalo 15 minutos. No lo cueles. Reserva.
3. Prepara el aderezo: sirve todos los ingredientes en un frasco mediano y revuelve bien.
4. Para preparar la ensalada: añade el germen a un tazón grande para mezclar. Con ayuda de una mandolina, pica el kohlrabi, el rábano y la jícama en julianas. Agrégalos al tazón, seguido del cilantro y el ajonjolí negro. Incorpora todo el jengibre en escabeche (pero desecha el líquido) y revuelve.
5. Vierte el aderezo encima de la ensalada y remueve para cubrir. Esparce el wasabi de nuez de la India encima y sirve.

Análisis nutricional por porción: calorías, 497; grasa, 38 g; grasa saturada, 6 g; colesterol, 30 mg; fibra, 13 g; proteína, 8 g; carbohidratos, 36 g; sodio, 838 mg.

Ensalada crujiente de tempeh y col china

Rendimiento: 4 porciones
Tiempo de preparación: 40 minutos
Tiempo de cocción: 10 minutos

Esta ensalada tiene una textura crujiente maravillosa por las almendras tostadas y los chícharos chinos, encima de una refrescante mezcla de col china, lechuga romana, zanahoria y pepino. El tempeh perfectamente marinado añade un poco de picante y mucha proteína de gran sabor. La col china es una gran fuente de folatos que contribuyen a una salud neurológica y metabólica, así como a una buena desintoxicación.

Esta ensalada es una comida increíble en un solo tazón, ya sea para la comida o la cena.

Tempeh picante
- 3 cucharadas de salsa de ajo y chile
- 1 cucharada de aceite de ajonjolí tostado
- 1 paquete (240 gramos) de tempeh, sin gluten, cortado en cubos del tamaño de un bocado

Ensalada de col china
- 1 col china mediana
- 1 cabeza de lechuga romana grande
- 1 zanahoria mediana
- 2 pepinos persas
- ¼ de cebolla morada grande

Aderezo
- 2 cucharadas de vinagre de coco o vinagre de manzana
- 2 cucharadas de tamari sin gluten
- 1 cucharada de aminoácidos de coco
- 1 cucharada de aceite de ajonjolí tostado
- ¼ de taza de cebollitas de cambray picadas finamente (las partes blanca y verde)
- 1 trozo (de 1.5 centímetros) de jengibre fresco rallado muy finamente

Para decorar
- ¼ de taza de almendras fileteadas
- 1 taza de chícharos chinos, sin la hebra, rebanados finamente
- ¼ de taza compacta de cilantro fresco o albahaca tailandesa, las hojas enteras (opcional)
- 2 cucharadas de ajonjolí blanco tostado (opcional)

1. Precalienta el horno a 180 °C y forra una charola para hornear con papel pergamino. En un tazón mediano, revuelve la salsa de ajo y chile con el aceite de ajonjolí tostado. Añade los cubos de tempeh y deja que se marinen por 20 minutos. Cuando el tempeh esté listo, acomódalo en la charola para hornear y cocínalo 10 minutos.

2. Para preparar la ensalada: ralla la col y la lechuga cortándolas en tiras de 1.5 centímetros, o usa el accesorio para rallar de un procesador de alimentos. Deberías obtener alrededor de 2 tazas. Pela la zanahoria y córtala en julianas delgadas hasta juntar 1 taza. Pela los pepinos y rebánalos a la mitad, longitudinalmente; raspa el centro y corta en medias lunas. Rebana la cebolla morada finamente, transfiere todas las verduras a un tazón grande y revuélvelas.
3. En un tazón pequeño para mezclar, vierte todos los ingredientes del aderezo y mezcla bien. Reserva.
4. Calienta una sartén pequeña sobre fuego medio, añade las almendras y remuévelas frecuentemente durante 3 o 5 minutos, hasta que estén doradas y fragantes. Reserva.
5. Para armar la ensalada, transfiere el tempeh a un tazón con las verduras, vierte el aderezo encima y revuelve suavemente. Decora con las almendras, los chícharos chinos y cualquier guarnición adicional que desees, y sirve.

Análisis nutricional por porción: calorías, 263; grasa, 16 g; grasa saturada, 2 g; colesterol, 0 mg; fibra, 9 g; proteína, 17 g; carbohidratos, 20 g; sodio, 793 mg.

Entradas

Tortitas de salmón, ajonjolí y cilantro con ensalada de hierbas

Rendimiento: 4 porciones (12 tortitas)
Tiempo de preparación: 25 minutos
Tiempo de cocción: 35 minutos

Estas deliciosas tortitas son una forma única de disfrutar el salmón. Decoradas con cilantro, menta y albahaca, son perfectas para la primavera o el verano. El salmón es una fuente increíble de proteína y omega-3 antiinflamatorio, el cual beneficia la función cognitiva, la salud cardiovascular, la piel y mucho más.

Tortitas de salmón
    1 cucharada de ghee
    2 chalotes grandes picados finamente
    1 tallo de té limón, sin las partes externas duras, picado finamente
    1 pimiento morrón rojo chico picado finamente
    1 cucharada de chile rojo rebanado finamente (opcional)
    1 manojo de cebollitas de cambray picadas finamente, las partes blancas y verdes
    3 latas (de 180 gramos) de salmón salvaje en aceite de oliva, coladas
    ½ taza compacta de cilantro fresco picado
    1 cucharada de pasta de curry rojo
    1 huevo entero de libre pastoreo grande
    1 clara de huevo de libre pastoreo grande
    1 cucharada de aminoácidos de coco
    1 cucharadita de aceite de ajonjolí tostado
    1 trozo (de 4 centímetros) de jengibre fresco rallado muy finamente
Ralladura de 1 limón verde

¼ de taza de linaza molida
¼ de cucharadita de curry en polvo
2 cucharadas de ajonjolí tostado
⅛ de cucharadita de sal de mar

Ensalada de hierbas
1 poro
1 taza suelta de cilantro fresco
½ taza suelta de menta fresca
15 hojas de albahaca frescas (de preferencia, albahaca tailandesa)

Aderezo
1 cucharadita de salsa de pescado baja en sodio, sin gluten
2 cucharaditas de jugo de limón verde
1 diente de ajo machacado
1 cucharadita de aminoácidos de coco
½ cucharadita de aceite de ajonjolí tostado
1 cucharada de salsa yuzu (opcional)

1. Precalienta el horno a 180 °C y forra una charola para hornear con papel pergamino.
2. Prepara las tortitas de salmón: calienta una sartén mediana sobre fuego medio. Agrega el ghee y saltea los chalotes hasta que se suavicen; 3 minutos, aproximadamente. Añade el té limón y saltéalo 1 minuto más. Luego agrega el pimiento morrón, el chile (si lo usas) y las cebollitas de cambray, y saltéalos 5 minutos, moviendo ocasionalmente. Retira la sartén del fuego y reserva.
3. Añade las verduras salteadas y el resto de los ingredientes de las tortitas de salmón en un tazón grande. Con tus manos, combina bien los ingredientes y forma tortitas de 8 centímetros de diámetro aproximadamente. Acomódalas en la charola forrada y hornéalas 10 minutos, luego voltéalas y hornéalas otros 15 minutos, hasta que se doren de manera uniforme.
4. Mientras se hornean las tortitas, prepara la ensalada de hierbas: quita las partes verdes del poro y rebana la parte blanca a la mitad, a lo largo. Voltéalo y aplánalo sobre una tabla para picar. Rebana el poro en tiras delgadas. Sumérgelo en un tazón con agua helada.

5. Combina bien los ingredientes del aderezo en un tazón pequeño.
6. Saca el poro del agua, escúrrelo bien en un colador y acomódalo sobre una toalla de papel para secarlo dando palmaditas. Revuelve el poro con las hierbas en un tazón grande y agrega el aderezo, moviendo para cubrir.
7. Para servir, divide las tortitas calientes entre cuatro platos y decora con la ensalada. Si lo deseas, espolvorea más sal al gusto.

Salsa romesco tres veces rostizada con sardinas

Rendimiento: 4 porciones
Tiempo de preparación: 30 minutos
Tiempo de cocción: 45 minutos

Ésta es una de mis preparaciones favoritas de las cinco recetas a dominar. Las sardinas son una de las formas más saludables de disfrutar productos del mar. Son peces con un contenido bajo de mercurio y mucho omega-3 que contribuyen a la salud cerebral y a combatir la inflamación. Las sardinas también son una forma muy costeable de incrementar tu ingesta de proteína limpia. En esta receta se sirven sobre una salsa romesco con muchísimo sabor, hecha con el toque salado del ajo rostizado y el toque agrio de los pimientos y los jitomates. Sírvelas junto con una ensalada colorida o verduras rostizadas para tener una comida sencilla.

3 pimientos morrones rojos grandes
2 jitomates Roma grandes
2 cucharadas de aceite de aguacate
1 cabeza de ajo entera
¾ de taza de almendras fileteadas crudas
4 cebollitas de cambray
4 latas (de 130 gramos) de sardinas salvajes en aceite de oliva
½ cucharadita de hojuelas de chile de árbol
¼ de cucharadita de pimienta negra
1 cucharada de vinagre de jerez

½ cucharadita de sal de mar
¼ de taza de granos de granada
2 cucharadas de aceite de oliva virgen extra
1 pizca de sal de Maldon o de mar

1. Precalienta el horno a 180 °C. Acomoda los pimientos y los jitomates enteros en una charola para hornear, y rocíalos con el aceite de aguacate. Envuelve la cabeza de ajo con papel pergamino y luego con una hoja de papel aluminio. Agrega el ajo a la charola para hornear y rostiza todo 40 minutos. Esparce las almendras sobre la charola para hornear y tuéstalas otros 5 minutos.
2. Aparta los jitomates y pimientos para que se enfríen, tapados. Deja envuelto el ajo. Esto ayudará a que se separe la cáscara.
3. Mientras, corta las raíces de las cebollitas y rebánalas longitudinalmente en tiras delgadas estilo julianas. Transfiere las cebollitas a un tazón y cúbrelas con agua helada. Después de 15 minutos, las cebollitas se enrollarán. Desecha el agua y acomódalas sobre una toalla de papel.
4. Acomoda las sardinas también sobre una toalla de papel.
5. Retira la piel de los ajos rostizados, los jitomates y los pimientos. Desvena los pimientos y transfiere todo a un procesador de alimentos. Agrega las almendras, las hojuelas de chile de árbol, la pimienta negra, el vinagre y ½ cucharadita de sal de mar. Procesa todo hasta obtener una consistencia suave; 2 minutos, aproximadamente. Raspa los costados del tazón y procesa durante 1 minuto más.
6. Para servir, extiende salsa en un plato y acomoda las sardinas encima. Decora con las cebollitas enrolladas y la granada, rocía un poco de aceite de oliva y añade una pizca de sal. Puedes guardar la salsa en refrigeración máximo una semana.

Análisis nutricional por porción: calorías, 511; grasa, 34 g; grasa saturada, 5 g; colesterol, 43 mg; fibra, 6 g; proteína, 36 g; carbohidratos, 20 g; sodio, 590 mg.

Muslos de pollo al limón con alcachofas de Jerusalén y acelgas

Rendimiento: 6 porciones
Tiempo de preparación: 30 minutos
Tiempo de cocción: 1 hora y 25 minutos

No hay nada como muslos de pollo preparados en casa para tener una agradable comida nutritiva. En esta receta se unen al sabor del limón brillante y las alcachofas de Jerusalén, una verdura de raíz deliciosa que actúa con los beneficios de un prebiótico. Una porción generosa de acelgas aporta vitamina A para ayudar al sistema inmunológico y vitamina K para fortalecer los huesos.

6 muslos de pollo de libre pastoreo con hueso y piel
2 cucharadas de aceite de aguacate
4 chalotes chicos pelados y cortados a la mitad longitudinalmente
6 dientes de ajo grandes pelados y rebanados finamente
6 alcachofas de Jerusalén medianas peladas, cortadas a la mitad longitudinalmente o en cuartos sin son muy anchas
¾ de taza de vino blanco seco (opcional)
4 tazas de caldo de pollo bajo en sodio o agua
1 limón amarillo chico sin semillas, rebanado finamente
⅓ de taza de jugo de limón amarillo fresco
1 cucharadita de tomillo fresco
1 cucharadita de cúrcuma en polvo
¾ de cucharadita de sal de mar
½ cucharadita de pimienta negra
1 manojo de acelgas

Para decorar
15 hojas de menta frescas troceadas

1. Acomoda los muslos de pollo en un plato y sécalos con una toalla de papel dando palmaditas.
2. Calienta una sartén de hierro o una sartén de fondo grueso con tapa sobre fuego medio-alto. Vierte el aceite de aguacate y, cuando

empiece a reflejar, agrega los muslos con la piel hacia abajo. Permite que se soasen, sin moverlos, durante 6 minutos para que se doren. Voltea los muslos y soásalos otros 4 minutos. Retira los muslos de la sartén y reserva.

3. Desecha el aceite de la sartén, pero no la laves. En la misma sartén, sobre fuego medio, agrega los chalotes, los ajos y las alcachofas. Remueve durante 2 minutos. Vierte el vino (si lo usas) y permite que se reduzca 1 minuto. Luego añade el caldo o el agua, y usa una cuchara de madera para raspar el fondo de la sartén mientras se calienta; 2 minutos, aproximadamente.
4. Incorpora las rebanadas de limón, el jugo de limón, el tomillo, la cúrcuma, la sal y la pimienta, y espera a que hierva. Baja la flama a fuego lento, tapa la sartén y deja que se cocine 20 minutos.
5. Después de que la salsa hierva a fuego lento durante 20 minutos, acomoda los muslos en la salsa con la piel hacia arriba, sin encimarlos, y guísalos 25 minutos con la sartén tapada.
6. Corta los tallos de las acelgas en trozos de 1.5 centímetros y corta las hojas en tiras de 2.5 centímetros de ancho. Reserva.
7. Precalienta el horno a 180 °C. Una vez que hayan transcurrido los 25 minutos del guiso, retira la tapa y agrega las acelgas, asegurándote de que el pollo quede hasta arriba.
8. Tapa la sartén y pásala al horno durante 10 minutos. Luego destapa la sartén y permite que el pollo se dore 10 minutos más, o hasta que esté totalmente cocido. La piel debe quedar extracrujiente y dorada.
9. Para servir, acomoda el pollo y las verduras en un platón y decora con las hojas de menta troceadas.

Análisis nutricional por porción: calorías, 321; grasa, 16 g; grasa saturada, 3 g; colesterol, 75 mg; fibra, 2 g; proteína, 26 g; carbohidratos, 15 g; sodio, 559 mg.

Col rellena de pollo y hierbas

Rendimiento: 6 porciones
Tiempo de preparación: 45 minutos
Tiempo de cocción: 2 horas y 30 minutos

Alimenta a una multitud con este delicioso pollo picante de libre pastoreo enrollado en hojas de col y cocinado a la perfección. Todas las hierbas frescas y especias de esta receta tienen muchísimos beneficios para la salud, por ejemplo, el jengibre y el hinojo combaten la inflamación, la salvia apoya al cerebro y la ralladura de naranja protege el sistema inmunológico.

1 col verde grande
4 cucharadas de aceite de oliva virgen extra
2 poros picados finamente
2 bulbos de hinojo chicos picados finamente
1 manojo de cebollitas de cambray picadas finamente
1 chile serrano verde picado finamente
9 dientes de ajo grandes
700 gramos de carne de pollo de libre pastoreo molida
Ralladura de 1 naranja grande
1 cucharada de pimientas de Sichuan troceadas
1 cucharadita de jengibre en polvo
1½ cucharaditas de sal de mar
1 cucharada de salvia fresca picada finamente
1 cucharadita de semillas de hinojo
1 taza de arroz de coliflor precocido
1 cebolla morada grande rebanada finamente
3 huesos de res con tuétano
2 tazas de caldo de huesos
½ cucharadita de polvo de cinco especias chinas
1 cucharada de vinagre de manzana

1. Llena una olla grande con suficiente agua para que cubra la mitad de la col y ponla a hervir. Con un cuchillo filoso, quita la base dura de la col, pero intenta dejarla entera. Mete la col a

la olla y hiérvela 10 minutos. Luego voltéala y sigue cociendo otros 10 minutos, hasta que se suavice. Desecha el agua y reserva la col en un colador para que escurra.

2. Mientras se cuece la col, empieza a preparar el relleno. Calienta una sartén grande con 2 cucharadas de aceite de oliva sobre fuego medio. Agrega el poro, el hinojo, las cebollitas y el chile serrano. Cocínalos sobre fuego medio, removiendo durante 15 minutos, hasta que se suavicen. Luego pásalos a un colador y permite que se enfríen.

3. Pica finamente 3 dientes de ajo. Agrega el pollo molido a la sartén sobre fuego medio junto con el ajo picado y la ralladura de naranja. Cocina y remueve hasta que la carne se dore; 10 minutos, aproximadamente. Agrega las pimientas de Sichuan, el jengibre, la sal, la salvia y las semillas de hinojo, y cocínalos 5 minutos más, hasta que todo el líquido se haya evaporado. Retira del fuego e incorpora el arroz de coliflor. Reserva aparte hasta que se enfríe.

4. Acomoda las rebanadas de cebolla morada en el fondo de la olla que usaste para cocer la col y rocíala con las 2 cucharadas de aceite de oliva restantes. Asa la cebolla sobre fuego medio, sin mover, durante 5 minutos. Retira la olla del fuego.

5. Una vez que la col esté seca y se haya enfriado, separa las hojas. Corta la nervadura rígida triangular de cada hoja de col para que puedas enrollarlas con más facilidad. Sirve alrededor de $\frac{1}{3}$ de taza de relleno en el extremo de una hoja y enróllala, doblando los costados con cada vuelta.

6. Acomoda los rollos de col horizontalmente sobre la cebolla, añadiendo los huesos con tuétano en medio. Vierte encima el caldo de huesos con los 6 dientes de ajo enteros sobrantes, el polvo de cinco especias chinas y el vinagre de manzana. Permite que hierva, baja la flama a fuego lento, tapa la olla y cocina los rollitos 2 horas.

7. Para servir, divide rollitos de col, cebolla, huesos con tuétano y caldo en tazones, y disfrútalos calientes.

Análisis nutricional por porción: calorías, 443; grasa, 23 g; grasa saturada, 6 g; colesterol, 117 mg; fibra, 10 g; proteína, 34 g; carbohidratos, 30 g; sodio, 853 mg.

Tacos de res picantes con salsa de aceitunas y tortillas sin granos

Rendimiento: 6 porciones (12 tacos)
Tiempo de preparación: 40 minutos
Tiempo de cocción: 15 minutos

Me encanta cómo los distintos componentes de un taco se unen para crear ese bocado perfecto. En lugar de tortillas de maíz refinado, yo preparo las mías con harina de yuca sin granos. Estos tacos, rellenos de delicioso filete de res alimentado con pastura, cebollitas de cambray asadas y una salsa fresca de aceitunas y hierbas, están rebosantes de sabor y textura. Siempre busca filete alimentado con pastura para obtener la máxima densidad nutricional posible y para evitar las grasas inflamatorias y los efectos medioambientales negativos de la carne de crianza convencional.

Filete y cebollitas
- 700 gramos de filetes de falda de res alimentada con pastura, limpios de grasa
- 1 cucharadita de sal de mar gruesa
- 1 cucharadita de pimienta negra
- 1 manojo de cebollitas de cambray
- 3 cucharaditas de aceite de aguacate

Salsa de aceitunas y hierbas
- ½ taza de aceitunas verdes deshuesadas y picadas finamente
- 1 cucharada de chalote picado finamente
- 1 taza de perejil de hoja plana fresco picado finamente
- 2 cucharadas de orégano fresco picado finamente
- 1 diente de ajo grande picado finamente
- 1 cucharada de ralladura de limón amarillo (de 1 limón, aproximadamente)
- 2 cucharadas de jugo de limón amarillo (de 1 limón, aproximadamente)
- 2 cucharadas de aceite de oliva virgen extra
- ½ cucharadita de pimienta negra

Tortillas de yuca
   3 jalapeños cortados a la mitad longitudinalmente, desvenados y rebanados finamente
   1½ tazas de harina de yuca
   ½ cucharadita de sal de mar
   ½ cucharadita de ajo en polvo
   ¼ de taza de aceite de oliva virgen extra
   ⅔ de taza de agua tibia filtrada, más la necesaria

Para decorar
   3 limones verdes cortados en cuartos

1. Acomoda los filetes sobre una superficie de trabajo limpia y sécalos dando palmaditas con toallas de papel. Unta la carne con sal y pimienta. Corta las raíces de las cebollitas, unta los tallos con 1 cucharadita de aceite de aguacate y reserva. Permite que los filetes reposen a temperatura ambiente durante 30 minutos antes de asarlos mientras preparas la salsa y las tortillas.
2. Prepara la salsa batiendo las aceitunas verdes, el chalote, el perejil, el orégano, el ajo, la ralladura de limón, el jugo de limón y el aceite de oliva. Sazona con pimienta al gusto.
3. Empieza a preparar las tortillas de yuca rostizando los jalapeños en una sartén seca sobre fuego alto, hasta que empiecen a quemarse; 5 minutos, aproximadamente. Transfiérelos a un tazón grande.
4. Agrega al tazón los demás ingredientes de las tortillas y revuelve bien. La masa debe quedar homogénea y tener una consistencia suave. Si la masa se rompe, añade más agua tibia, 1 cucharadita a la vez, hasta que sea homogénea.
5. Divide la masa en 12 bolitas, más o menos del tamaño de pelotas de ping-pong. Coloca cada una entre dos hojas de papel pergamino y presiona con ayuda de una sartén pesada.
6. Para cocinar la carne: prepara una parrilla antiadherente grande sobre fuego alto y añade las 2 cucharadas de aceite de aguacate sobrantes. Una vez que se caliente la parrilla, acomoda los filetes y las cebollitas para asarlos durante 2 minutos de cada lado. La carne debe quedar bien dorada en el exterior y término medio por dentro, o puedes asarla más tiempo hasta obtener el término

deseado. Retira los filetes del fuego hacia una tabla para picar y tápalos mientras terminas las tortillas.
7. Limpia la sartén con una toalla de papel y caliéntala a fuego alto. Pasa cada tortilla a la sartén caliente, cocínala 2 o 3 minutos, voltéala y cocínala otro minuto, hasta que esté ligeramente moteada y tiesa. Pásala a una toalla, dobla la toalla para cubrirla y repite el procedimiento con la masa restante.
8. Con ayuda de un cuchillo filoso, rebana el filete contra el grano. Para servir, acomoda carne y cebollitas asadas encima de cada tortilla, y rocía un poco de la salsa. Acompaña con los cuartos de limón.

Análisis nutricional por porción: calorías, 387; grasa, 28 g; grasa saturada, 7 g; colesterol, 50 mg; fibra, 6 g; proteína, 20 g; carbohidratos, 36 g; sodio, 775 mg.

Costillas que se desprenden del hueso con "cuscús" de nuez de la India

Rendimiento: 6 porciones
Tiempo de preparación: 20 minutos
Tiempo de cocción: entre 2 horas y 15 minutos, y 2 horas y 45 minutos

El nombre de esta receta lo dice todo: costillitas suaves en cocción lenta, preparadas con especias cálidas, como cardamomo y clavos de olor, rodeadas de una versión de cuscús a base de mijo. Y para ser un platillo tan impresionante, ¡es sorprendentemente sencillo! Me encanta servirlo en ocasiones especiales, cuando tengo una multitud que alimentar. Siempre da preferencia a costillas de reses alimentadas con pastura para asegurar que obtengas carne limpia y con buena densidad nutricional.

Costillas

2 hojas de laurel secas
4 clavos de olor enteros

6 vainas de cardamomo

1 cucharadita de semillas de cilantro enteras

2 kilogramos de costillas de res de libre pastoreo con hueso

1¼ cucharaditas de sal de mar

1 cucharadita de pimienta negra

1 cucharada de aceite de aguacate

1 cebolla amarilla grande picada finamente

1 cabeza de ajo entera picada finamente

1 trozo (de 7.5 centímetros) de jengibre fresco rallado muy finamente

¼ de taza de vinagre de manzana

1 taza de vino tinto seco

1 cucharada de puré de tomate

2½ tazas de caldo de verduras bajo en sodio

1 cucharadita de paprika

⅛ de cucharadita de comino en polvo

1 jitomate picado en cubos

"Cuscús" de nuez de la India

½ taza de nueces de la India crudas

2 cucharadas de aceite de aguacate

1 cebolla amarilla chica picada finamente

1 bulbo de hinojo chico picado finamente

2 dientes de ajo rebanados finamente

1 taza de mijo

2 tazas de caldo de verduras bajo en sodio o agua filtrada

¼ de cucharadita de sal de mar

½ cucharadita de pimienta negra

½ taza suelta de perejil de hoja plana fresco, con las hojas enteras

1. Precalienta el horno a 160 °C.
2. Prepara un sachet de especias combinando las hojas de laurel, los clavos enteros, las vainas de cardamomo y las semillas de cilantro en una bolsita de té o un filtro de café. Ata la bolsita con hilo de cocina y reserva.
3. Seca las costillas usando una toalla de papel y rocía cada lado con 1 cucharadita de la sal y la pimienta. En una olla holandesa o cualquier olla de fondo grueso que pueda usarse en el horno,

calienta el aceite de aguacate sobre fuego medio-alto. Una vez que el aceite esté caliente, acomoda las costillas en la olla y dóralas por todos lados; 45 segundos por lado, aproximadamente. No amontones la carne; sella las costillas en partes.

4. Una vez que las costillas estén bien selladas y tengan una buena costra dorada, apártalas en un plato. Escurre la mayor parte del aceite, dejando más o menos 2 cucharadas en la olla. Agrega la cebolla y cocínala a fuego medio hasta que se transparente; 5 minutos, aproximadamente.

5. Añade el ajo y el jengibre, y cocínalos 30 segundos. Vierte el vinagre de manzana y cocínalo otros 30 segundos, hasta que suelte su aroma y se reduzca. Luego incorpora el vino y desglasa la olla con una espátula o una cuchara de madera, raspando bien el fondo. Agrega el sachet de especias, espera a que hierva y cocínalo 5 minutos, hasta que el líquido se reduzca a la mitad. Incorpora el otro cuarto de cucharadita de sal, el puré de tomate, el caldo de verduras, la paprika, el comino molido y el jitomate picado.

6. Transfiere las costillas y cualquier líquido que haya soltado de vuelta a la olla, tápala y métela al horno. Hornea las costillas hasta que la carne esté suave y se desprenda fácilmente del hueso; alrededor de 2 horas y 2 horas con 30 minutos, asegurándote de voltear la carne después de 1 hora. Una vez que la carne esté suave y se desprenda con facilidad del hueso, saca la olla del horno y permite que repose 20 minutos con la tapa puesta antes de servir.

7. Después de que hayan transcurrido 1 hora con 30 minutos de la cocción de las costillas, prepara el cuscús: tuesta en seco las nueces de la India en el horno durante 10 minutos, esparcidas en una charola para hornear. Retira la charola del horno y déjala aparte hasta que se enfríe.

8. Vierte el aceite de aguacate para el cuscús en una olla mediana y profunda sobre fuego medio. Una vez que el aceite esté caliente, agrega la cebolla y el hinojo, cocínalos 5 minutos, hasta que se transparenten, y luego añade el ajo y ásalo 2 minutos. Incorpora el mijo y revuelve durante 1 minuto, después agrega el caldo de verduras o el agua filtrada, la sal y la pimienta, y permite que hierva sobre fuego medio-alto. Tapa la olla, baja la flama a fuego lento, lo más baja que pueda ser la flama, y permite que hierva

20 minutos, hasta que se absorba el líquido. Cuando esté listo el cuscús, retira la olla del fuego, déjala tapada y reserva.
9. Trocea las nueces de la India tostadas y espárcelas encima del mijo, junto con el perejil. Sirve el cuscús caliente para acompañar las costillas.

Análisis nutricional por porción: calorías, 587; grasa, 31 g; grasa saturada, 11 g; colesterol, 80 mg; fibra, 7 g; proteína, 27 g; carbohidratos, 42 g; sodio, 817 mg.

Pizza de ensalada fresca

Rendimiento: 4 porciones
Tiempo de preparación: 35 minutos
Tiempo de cocción: 50 minutos

La pizza puede seguir siendo de tus favoritas sin los lácteos, el gluten y el dolor de estómago. Esta deliciosa corteza está hecha con harina de coliflor y las clásicas hierbas italianas, con una ensalada fresca encima, mezcla de arúgula, jitomate heirloom, albahaca y cebolla morada en escabeche. Puedes cambiar los ingredientes y elegir verduras de temporada; algunas de mis favoritas son espinacas, pimientos y hongos. Es un gran platillo para ponerte creativo y preparar tu propia pizza. ¡No te imaginas lo buena que es!

Pizza
2 tazas de harina de coliflor
30 hojas de orégano frescas
1 cucharadita de ajo en polvo
2 cucharadas de linaza molida
¾ de cucharadita de sal de mar
4 huevos de libre pastoreo
1 taza de agua
1 cucharada de aceite de aguacate

Cebollas en escabeche
 ½ taza de cebolla morada rebanada finamente
 1 cucharada de zumaque
 1 cucharada de jugo de limón fresco

Otros ingredientes
 2 jitomates heirloom
 ½ taza de albahaca fresca
 1 manojo de arúgula grande
 2 cucharaditas de aceite de oliva virgen extra
 1 pizca de sal de Maldon o sal de mar, o más al gusto
 Pimienta negra, al gusto
 2 cucharadas de pasta de tahini

1. Precalienta el horno a 250 °C.
2. En un tazón para mezclar mediano, revuelve la harina de coliflor, el orégano, el ajo, la linaza y la sal. En otro tazón aparte, bate los huevos con el agua y luego mézclalos con los ingredientes secos. Bate hasta que se forme una masa suave.
3. Forra una charola para hornear con papel pergamino y engrásalo con aceite de aguacate. Transfiere la masa de la pizza al centro de la charola y presiona hasta obtener un grosor de 0.5 centímetros. Hornea la corteza a la mitad del horno durante 15 minutos.
4. Mientras la corteza se hornea, prepara la cebolla en escabeche: revuelve las cebollas rebanadas finamente con el zumaque y el jugo de limón en un frasco o tazón mediano, y guárdala en refrigeración hasta el momento de servir.
5. Prepara los demás ingredientes: pica los jitomates en trozos y la albahaca finamente. En un tazón grande, revuélvelos con la arúgula, el aceite de oliva, la sal de Maldon y la pimienta.
6. Para ensamblar la pizza, extiende uniformemente la ensalada encima de la corteza y añade cebollas en escabeche. Rocía por último el tahini. Sirve de inmediato.

Análisis nutricional por porción: calorías, 395; grasa, 18 g; grasa saturada, 3 g; colesterol, 185 mg; fibra, 13 g; proteína, 24 g; carbohidratos, 49 g; sodio, 738 mg.

"Yogur" de hongos porcini ahumados y setas maitake doradas

Rendimiento: 4 porciones
Tiempo de preparación: 15 minutos, más 30 minutos para remojar
Tiempo de cocción: 20 minutos

Estos ricos hongos con una exquisita salsa cremosa libre de lácteos son una entrada deliciosa sin carne. Las setas maitake, también conocidas como gallina de los bosques, están llenas de fitonutrientes que ayudan a fortalecer el sistema inmunológico. Son carnosas por dentro, crujientes por fuera y una de mis setas favoritas para usar en la cocina. Si necesitas limpiarlas, no las enjuagues bajo el chorro de agua; mejor usa una toalla de papel húmeda para tallarlas y eliminar la tierra.

"Yogur" de hongos porcini ahumados
- 1 taza de nueces de la India crudas
- ½ taza de hongos porcini secos
- 1 taza de agua filtrada
- Ralladura de 1 limón
- ¼ de taza de jugo de limón fresco
- 1 cucharada de aceite de oliva virgen extra
- 1 diente de ajo grande
- ¼ de cucharadita de paprika ahumada
- ¼ de cucharadita de pimienta negra
- ⅛ de cucharadita de sal de mar

Setas maitake
- 3 cucharadas de aceite de aguacate
- 4 dientes de ajo grandes picados finamente
- Ralladura de 2 limones
- 4 setas (240 gramos) maitake limpias y cortadas a la mitad
- ½ cucharadita de pimienta negra

Para decorar
- 2 cucharaditas de cebollín picado
- 1 pizca de sal de Maldon o sal de mar

1. Remoja las nueces de la India en agua caliente durante 30 minutos. Enjuágalas, escúrrelas y reserva.
2. En una olla pequeña y profunda, agrega los hongos porcini y agua filtrada. Permite que hierva, baja la flama a fuego lento y cuécelos 5 minutos. Deja la olla aparte para que se enfríe.
3. Una vez que estén fríos los hongos, prepara el "yogur": agrega las nueces de la India, los hongos porcini con el agua, la ralladura de limón, el jugo de limón, el aceite de oliva, el ajo, la paprika ahumada, la pimienta negra y la sal de mar a un procesador de alimentos. Muélelos durante 2 minutos, hasta obtener una consistencia homogénea, raspando ocasionalmente los costados del procesador. Reserva.
4. Para las setas: revuelve 1 cucharada de aceite de aguacate, el ajo y la ralladura de limón en un tazón pequeño, y reserva. Calienta una sartén pesada sobre fuego medio-alto. Agrega las 2 cucharadas de aceite de aguacate restantes. Asegúrate de que las setas estén completamente secas cuando las acomodes en la sartén, con el corte hacia abajo, y ásalas 2 minutos. Una vez que empiecen a ablandarse y los bordes estén crujientes, presiónalas con la espátula para aplanarlas.
5. Agrega la pimienta y cocínalas 3 minutos de cada lado. Baja la flama a fuego lento, esparce encima la mezcla de ajo y ralladura de limón, y cocínalas hasta que el ajo se dore; 1 minuto, aproximadamente. Voltea las setas para cubrirlas con la mezcla y retíralas del fuego.
6. Sirve cucharadas de "yogur" en un plato y acompáñalo con setas encima. Decora con el cebollín picado y espolvorea una pizca de sal.

Análisis nutricional por porción: calorías, 444; grasa, 29 g; grasa saturada, 4 g; colesterol, 0 mg; fibra, 10 g; proteína, 16 g; carbohidratos, 37 g; sodio, 160 mg.

Guarniciones

Coliflor agria rostizada

Rendimiento: 6 porciones
Tiempo de preparación: 15 minutos
Tiempo de cocción: 45 minutos

El tahini cremoso, el jugo de limón agrio y las alcaparras saladas se unen para dar un gran sabor a esta coliflor. Preparado a partir de semillas de ajonjolí, el tahini es una fuente excelente de calcio. El perejil italiano añade un toque fresco y brillante a este delicioso platillo, además de beneficios antiinflamatorios y antibacterianos. Me encanta servirla para acompañar salmón salvaje al horno o muslos de pollo de libre pastoreo rostizados para una cena completa.

- 1 cabeza de coliflor grande
- 7 dientes de ajo grandes
- 1 taza de pasta de tahini
- 1½ cucharaditas de sal de mar
- 2 cucharadas de jugo de limón amarillo (de 1 limón mediano)
- ½ taza suelta de perejil italiano fresco picado
- 1 taza de agua filtrada
- ½ cucharadita de pimienta negra
- 2 cucharadas de aceite de aguacate
- 2 cucharadas de alcaparras
- ½ taza de almendras fileteadas crudas

1. Precalienta el horno a 200 °C y pon a hervir una olla grande de agua.
2. Lava y corta la coliflor en floretes del tamaño de un bocado. Agrégala a la olla y hiérvela 5 minutos. Cuélala y déjala aparte para que se seque.
3. Para preparar la salsa tahini: aplasta 2 dientes de ajo con el canto de un cuchillo ancho. Mezcla la pasta de tahini con los

dientes de ajo aplastados, 1 cucharadita de la sal, el jugo de limón, el perejil y el agua hasta que se integren por completo. Reserva.
4. En un tazón grande para mezclar, sazona los floretes de coliflor con la media cucharadita de sal restante, la pimienta y 1 cucharada de aceite de aguacate. Revuelve todo hasta cubrir uniformemente. Transfiere los floretes a una charola para hornear y rostízalos 25 minutos en el horno, hasta que estén suaves y ligeramente dorados.
5. Mientras tanto, rebana finamente los 5 dientes de ajo restantes. Calienta la cucharada de aceite de aguacate sobrante en una sartén pequeña y asa el ajo rebanado sobre fuego medio durante 1 minuto, moviendo, hasta que se dore ligeramente. Seca con una toalla de papel las alcaparras y añádelas al ajo y el aceite. Revuelve por 1 minuto más y luego retira la sartén del fuego.
6. Saca la coliflor del horno y vierte encima la salsa de tahini junto con la mezcla de aceite, ajo y alcaparras.
7. Continúa horneando la coliflor por 13 minutos y luego sácala del horno. Transfiérela a un platón, esparce las almendras encima y permite que se enfríe 2 minutos más antes de servir.

Análisis nutricional por porción: calorías, 397; grasa, 33 g; grasa saturada, 4 g; colesterol, 0 mg; fibra, 7 g; proteína, 13 g; carbohidratos, 20 g; sodio, 707 mg.

Espinacas salteadas con castañas

Rendimiento: 4 porciones
Tiempo de preparación: 10 minutos
Tiempo de cocción: 25 minutos

Ésta es una de mis preparaciones favoritas de las cinco recetas a dominar. Las hojas verdes cocidas son un acompañamiento sencillo, nutritivo y bastante sabroso. Las espinacas son particularmente ricas en vitamina K, folato y hierro, y son un superalimento que sugiero consumir con regularidad. Las castañas tostadas les añaden un sabor ligeramente dulce que marida a la perfección con especias cálidas, como nuez moscada recién rallada —una de mis especias favoritas para apoyar la salud cognitiva—.

1.4 kilogramos de espinacas
¼ de taza de aceite de aguacate
1 cebolla amarilla grande picada finamente
2 bolsas (de 150 gramos) de castañas sin cáscara y tostadas
½ cucharadita de nuez moscada recién rallada
½ cucharadita de pimienta blanca
¾ de cucharadita de sal de Maldon o sal de mar

1. Lava las espinacas y sécalas bien. Corta los tallos y deséchalos.
2. En una olla grande sobre fuego medio, agrega el aceite de aguacate y la cebolla. Saltéalos 10 minutos, hasta que la cebolla se empiece a caramelizar.
3. Añade las espinacas y saltéalas 15 minutos, moviendo cada cierto tiempo, hasta que se suavicen. Mientras, pica finamente las castañas y reserva.
4. Una vez que las espinacas estén blandas, sazona con la nuez moscada, la pimienta y la sal, e incorpora las castañas. Sirve de inmediato.

Análisis nutricional por porción: calorías, 312; grasa, 15.4 g; grasa saturada, 1.8 g; colesterol, 0 mg; fibra, 10.6 g; proteína, 10.7 g; carbohidratos, 39.3 g; sodio, 638 mg.

Camote con avellana y crema de cáñamo

Rendimiento: 6 porciones
Tiempo de preparación: 20 minutos
Tiempo de cocción: 40 minutos

El camote es una de mis verduras de raíz favoritas. Es una fuente abundante de betacaroteno, precursor de la vitamina A, esencial para la salud inmunológica y una buena visión, además actúa como antioxidante. Con un crumble de avellana encima y crema fresca de semillas de cáñamo, sin duda será un platillo que le encantará a toda la familia.

Camote

- 3 camotes amarillos largos y delgados, sin pelar
- 1 cucharada de ghee
- 1 cucharada de paprika ahumada
- 1¼ cucharaditas de sal de mar
- 1 cucharada de pimienta negra

Crumble de avellana

- 1 cucharada de semillas de comino
- 1 cucharada de semillas de hinojo
- 1½ cucharadas de ghee
- ½ taza de avellanas blanqueadas, picadas finamente
- ¼ de taza de ajonjolí blanco crudo
- ¼ de cucharadita de sal de mar
- Ralladura de 1 limón amarillo

Crema de semillas de cáñamo

- 1 taza de semillas de cáñamo sin cáscara
- 1⅓ tazas de agua filtrada
- 2 dientes de ajo grandes
- Jugo de 2 limones verdes
- 2 cucharadas de estragón fresco
- 1 cucharada de aceite de oliva virgen extra
- ½ cucharadita de sal de mar

1. Precalienta el horno a 220 °C.
2. Corta los camotes a la mitad, longitudinalmente. En un tazón grande para mezclar, revuelve el ghee, la paprika, la sal y la pimienta, y cubre las mitades de camote.
3. Forra una charola grande para hornear con papel pergamino y acomoda los camotes boca abajo. Hornéalos 30 minutos, luego voltéalos y hornéalos otros 15 minutos.
4. Para preparar el crumble, usa un mortero para moler las semillas de hinojo y comino. Calienta una sartén con el ghee sobre

fuego medio y agrega las avellanas una vez que el ghee se haya derretido. Mueve con una cuchara de madera durante 1 minuto, luego añade el ajonjolí y revuelve 1 minuto. Incorpora a la sartén las semillas de hinojo y comino molidas, y remueve 2 minutos más. Agrega la sal y la ralladura de limón, revuelve y quita la sartén del fuego.
5. Para preparar la crema de semillas de cáñamo: en una licuadora, muele las semillas de cáñamo, el agua, los dientes de ajo, el jugo de limón, el estragón, el aceite de oliva y la sal de mar durante 2 minutos.
6. Para servir, extiende crema de cáñamo sobre un plato grande. Acomoda los camotes encima y esparce el crumble de avellana para decorar.

Análisis nutricional por porción: calorías, 370; grasa, 29 g; grasa saturada, 6 g; colesterol, 14 mg; fibra, 5 g; proteína, 12 g; carbohidratos, 19 g; sodio, 823 mg.

Endivias rostizadas con balsámico de estragón

Rendimiento: 4 porciones
Tiempo de preparación: 5 minutos
Tiempo de cocción: 5 minutos

Las endivias crudas pueden ser un poco amargas, pero cocinarlas les da en cambio un sabor dulce parecido a la nuez. El vinagre balsámico robusto y el estragón fresco son la añadidura perfecta para este platillo sencillo, pero de buen sabor. Asegúrate de agregar endivias a tu régimen de verduras de hoja verde para tener variedad; son una gran fuente de vitamina K para la salud ósea y sanguínea.

4 endivias
1 cucharada de ghee
2 cucharadas de vinagre balsámico
¼ de cucharadita de sal de mar
¼ de cucharadita de pimienta negra

1 cucharada de estragón fresco
1. Rebana las endivias a la mitad, longitudinalmente.
2. Derrite el ghee en una sartén pesada y grande sobre fuego medio-alto. Agrega las endivias y dóralas un par de minutos de cada lado, volteándolas una vez, hasta que adquieran un tono dorado, pero sigan firmes en medio.
3. Baja la flama a fuego lento, agrega el vinagre balsámico, la sal y la pimienta negra, y continúa con la cocción 1 minuto, moviendo la sartén continuamente para cubrir las endivias.
4. Retira la sartén del fuego, esparce el estragón encima y sirve.

Análisis nutricional por porción: calorías, 103; grasa, 4 g; grasa saturada, 2 g; colesterol, 8 mg; fibra, 12 g; proteína, 5 g; carbohidratos, 14 g; sodio, 234 mg.

Nubes de lenteja roja hechas en casa

Rendimiento: 6 porciones
Tiempo de preparación: 30 minutos, más 45 minutos para que se enfríe y 10 minutos para que repose
Tiempo de cocción: 30 minutos

La pasta mejora considerablemente en este delicioso platillo. Las lentejas rojas están saturadas de proteína, fibra, polifenoles y hasta un poco de hierro, así que son una opción mucho más saludable que la pasta tradicional hecha con harina blanca refinada. La ralladura de limón, la salvia fresca y la arúgula les dan a estas "nubes" esponjosas un acabado fresco y brillante; son el complemento perfecto como guarnición de pollo rostizado o pescado.

1½ tazas de lentejas rojas secas
¾ de cucharadita de paprika
½ cucharadita de sal de mar
½ taza de agua filtrada
3 cucharaditas de aceite de oliva virgen extra
2 cucharadas de ghee o aceite de coco

1 cucharada de ralladura de limón
3 dientes de ajo rebanados finamente
1½ cucharadas de salvia fresca rebanada finamente
½ cucharadita de hojuelas de chile de árbol (opcional)
½ cucharadita de pimienta negra
½ cucharadita de sal de Maldon o sal de mar
2 tazas compactas de arúgula
¼ de taza de levadura nutricional (opcional)

1. Empieza preparando la harina de lenteja: muele las lentejas en una licuadora de alta velocidad durante 1 o 2 minutos, hasta que se forme un polvo. Con un colador, cierne la harina hacia un tazón grande y desecha los trozos grandes.
2. Sirve 1 taza de harina de lenteja (reserva el resto para después) en un tazón para mezclar con la paprika y la sal de mar, y revuelve. Con tus manos, crea un hueco de 10 centímetros en el centro. Vierte el agua y el aceite en el hueco, luego empuja gradualmente la harina y revuélvela con el líquido utilizando un tenedor. Sigue moviendo la harina hasta incorporar por completo. La masa quedará húmeda y pegajosa, pero debe permanecer homogénea, sin separarse. Espolvorea un poco de la harina sobrante si la masa está demasiado pegajosa y no puede formar una bola. Enfría la masa en refrigeración durante 45 minutos.
3. Una vez que la masa esté fría, divídela en 4 porciones iguales. Cubre cada trozo con un poco de la harina de lenteja sobrante y usa tus manos para amasarla, usando sólo la suficiente harina para que la masa no se sienta pegajosa. Enrolla cada trozo para formar una "víbora" larga y delgada sobre tu superficie de trabajo; 1.5 centímetros de diámetro, aproximadamente (considera que la masa triplicará su tamaño cuando se cueza). Con ayuda de un cuchillo filoso, corta la "víbora" en nubes de 1.5 centímetros. Reserva las nubes sobre papel pergamino y repite el procedimiento hasta terminar con la masa. Permite que las nubes reposen sin enfriar durante 10 minutos, mientras calientas una olla grande llena de agua.
4. Una vez que hierva el agua, agrega con cuidado las nubes en partes para que tengan espacio, hirviéndolas por 4 minutos a

la vez. Saca las nubes del agua con una cuchara ranurada hacia a un colador y enjuágalas con agua fría. Permite que se sequen aparte. Repite el proceso con la masa restante.
5. Cuando todas las porciones estén cocidas y secas, calienta una sartén grande y honda sobre fuego medio-alto. Añade el ghee. Cuando se derrita, agrega la ralladura de limón, el ajo, la salvia y las hojuelas de chile de árbol (si las usas). Ásalos 2 minutos, moviendo continuamente. Incorpora las nubes y permite que se doren un poco de todos lados, moviendo despacio para evitar romperlas; debe tomar alrededor de 3 minutos. Agrega la pimienta negra, la sal de Maldon o de mar, la arúgula y la levadura nutricional (si la usas), y sirve.

Análisis nutricional por porción: calorías, 235; grasa, 7 g; grasa saturada, 3 g; colesterol, 11 mg; fibra, 3 g; proteína, 12 g; carbohidratos, 32 g; sodio, 411 mg.

Salsa arrabiata sencilla

Rendimiento: 4 porciones
Tiempo de preparación: 10 minutos
Tiempo de cocción: 45 minutos

Esta deliciosa salsa roja es un clásico esencial de la cocina. No permitas que las anchoas te desanimen; añaden un profundo sabor salado sin el regusto a pescado. Cocinar los jitomates en realidad incrementa la disponibilidad de potentes fitoquímicos, como el licopeno y la zeaxantina. Me encanta usar esta salsa con pasta sin granos, verduras rostizadas o pizza con una crujiente corteza de coliflor.

- 2 cucharadas de aceite de aguacate
- 1 chilaca verde (de 15 centímetros) cortada en cubos de 2.5 centímetros, o ½ cucharadita de hojuelas de chile de árbol (opcional)
- 4 dientes de ajo rebanados finamente
- 7 filetes de anchoas

2 latas (de 800 gramos) de jitomates San Marzano enteros y pelados
10 aceitunas kalamata, sin hueso, cortadas en cuartos longitudinalmente
¾ de cucharadita de pimienta negra
½ taza compacta de hojas enteras de albahaca fresca
Ralladura de 1 limón

1. En una olla grande y profunda sobre fuego medio-alto, agrega el aceite de aguacate, la chilaca o las hojuelas de chile de árbol (si lo usas), y el ajo rebanado. Mueve ocasionalmente hasta que suelten su aroma y el chile y el ajo se doren un poco; alrededor de 7 minutos.
2. Sube la flama a fuego medio y agrega los filetes de anchoas, revolviendo y disolviéndolos en el aceite caliente durante 1 minuto.
3. Con tus manos, aplasta los jitomates en la olla, rompiéndolos en trozos grandes. O bien, puedes picarlos en trozos y agregarlos a la olla. Añade además el líquido de los jitomates enlatados. Incorpora las aceitunas y la pimienta negra, y espera a que hierva; 2 minutos, aproximadamente. Tapa la olla, baja la flama a fuego medio-bajo y déjala hervir 15 minutos para ablandar los jitomates.
4. Quita la tapa y, con una cuchara de madera o una espátula, aplasta los jitomates, revuelve y permite que la mezcla se cueza 20 minutos, moviendo ocasionalmente. Retira del fuego y agrega las hojas de albahaca, luego decora con la ralladura de limón y sirve caliente.

Análisis nutricional por cada ½ taza: calorías, 100; grasa, 5 g; grasa saturada, 1 g; colesterol, 3 mg; fibra, 4 g; proteína, 3 g; carbohidratos, 10 g; sodio, 270 mg.

Botanas

Garbanzos crujientes tostados con wasabi

Rendimiento: 6 porciones
Tiempo de preparación: 30 minutos
Tiempo de cocción: 40 minutos

Estos garbanzos picantes tostados son una buena botana, saludable y suculenta, o un buen complemento para ensaladas. Tienen suficiente proteína y fibra para llenarte, y prepararlos no podría ser más sencillo.

2 latas (de 425 gramos) de garbanzos bajos en sodio
2 cucharadas de aceite de aguacate
½ cucharadita de sal de mar
¼ de cucharadita de pimienta negra
2 cucharadas de wasabi en polvo
½ cucharadita de ajo en polvo
1 cucharadita de miel de maple pura (opcional)

1. Cuela los garbanzos en un colador y enjuágalos con agua fría. Sacude y golpea el colador para asegurarte de eliminar el exceso de agua. Esparce los garbanzos de manera uniforme sobre un trapo de cocina limpio o una toalla de papel, y sécalos. Déjalos reposar al menos 15 minutos; entre más tiempo, mejor (incluso puedes dejarlos secar toda la noche).
2. Precalienta el horno a 200 °C. Agrega los garbanzos a un tazón pequeño para mezclar con 1 cucharada de aceite de aguacate, sal y pimienta, y extiéndelos uniformemente sobre una charola para galletas.
3. Mete la charola al horno y tuesta los garbanzos 25 minutos. Al mismo tazón pequeño para mezclar, agrega la cucharada sobrante de aceite de aguacate con el wasabi en polvo y el ajo en polvo. Revuelve bien y reserva.

4. Saca los garbanzos del horno y vierte encima la mezcla de wasabi. Revuelve para cubrirlos por completo y devuélvelos al horno 15 minutos más.
5. Saca los garbanzos del horno y rocía la miel de maple encima si la usas. Apaga el horno, pero vuelve a meter los garbanzos para que se doren por lo menos 10 minutos, dejando la puerta entreabierta.
6. Retira los garbanzos del horno, espera a que se enfríen y disfruta. A mí me gusta comerlos frescos, pero puedes guardarlos a temperatura ambiente en un contenedor sellado hasta por 5 días.

Análisis nutricional por porción: calorías, 248; grasa, 9 g; grasa saturada, 1 g; colesterol, 0 mg; fibra, 10 g; proteína, 10 g; carbohidratos, 33 g; sodio, 205 mg.

Superbarritas de trigo sarraceno

Rendimiento: 12 barritas
Tiempo de preparación: 10 minutos más 2 horas para enfriar
Tiempo de cocción: 5 minutos

Ésta es una de mis preparaciones favoritas de las cinco recetas a dominar. La mayoría de las barritas energéticas comerciales está llena de ingredientes artificiales y azúcar refinado. Estas barritas nutritivas son otra cosa totalmente. Están cargadas de vitaminas, minerales, fitoquímicos del saludable trigo sarraceno, promotor de la longevidad, y bastantes grasas y proteínas vegetales de una variedad de nueces, semillas y rica crema de cacao para dejarte satisfecho.

½ taza de trigo sarraceno verde
⅓ de taza de nueces de Brasil crudas
½ taza de coco rallado sin endulzar
⅓ de taza de semillas de girasol crudas
⅛ de cucharadita de sal de mar
1½ cucharaditas de extracto de vainilla puro

¼ de taza de semillas de calabaza crudas
¼ de taza de linaza entera
¼ de taza de ajonjolí
¼ de taza más 1 cucharada de crema de cacao
¾ de taza de crema de almendra o cualquier crema de nueces
2 cucharadas de jarabe de fruto del monje, miel de maple pura o miel de abeja pura
¼ de taza de chispas de chocolate amargo sin lácteos (de preferencia endulzadas con fruto del monje o stevia, opcional)

1. En una sartén pequeña, tuesta un poco los granos de trigo sarraceno sobre fuego alto, meneando constantemente la sartén para evitar que se quemen. Muévela durante 3 minutos, luego retírala la sartén del fuego y pasa el trigo sarraceno a un tazón para que se enfríe.
2. Agrega las nueces de Brasil, el coco, las semillas de girasol, la sal y el extracto de vainilla a un procesador de alimentos. Muele durante 10 segundos. Añade las semillas de calabaza, la linaza entera y el ajonjolí, y procesa 10 minutos más.
3. Durante 2 minutos, aproximadamente, derrite la crema de cacao sobre fuego bajo, usando la misma sartén del trigo sarraceno. Incorpórala al procesador de alimentos junto con la crema de almendra, el endulzante de tu elección y el trigo sarraceno frío.
4. Procesa 20 segundos. Raspa los costados del tazón con una espátula y procesa otros 20 segundos. La mezcla debe quedar con pequeños trozos, pero con una consistencia semejante a la de la crema de nueces. Si eliges incorporar chispas de chocolate, agrégalas a la mezcla con movimientos envolventes.
5. Presiona la mezcla firmemente en moldes para barritas o en un molde de 20 x 20 centímetros forrado con papel pergamino. Cúbrelas y refrigéralas 2 horas.
6. Si usas un molde cuadrado en lugar de moldes individuales, pasadas las 2 horas en refrigeración saca la mezcla del molde hacia una tabla para picar. Permite que repose un par de minutos a temperatura ambiente y corta 12 barritas.
7. Puedes conservarlas en un contenedor hermético en refrigeración hasta por 2 semanas o congeladas máximo por 3 meses.

Análisis nutricional por barrita: calorías, 293; grasa, 25 g; grasa saturada, 7 g; colesterol, 0 mg; fibra, 5 g; proteína, 8 g; carbohidratos, 13 g; sodio, 71 mg; azúcar, 1 g.

Bolitas energéticas de almendras y especias

Rendimiento: 20 bolitas
Tiempo de preparación: 10 minutos
Tiempo de cocción: 2 minutos

Estas deliciosas bolitas son la botana perfecta para llevar contigo. Y aun mejor, aprovechan la pulpa de almendra sobrante de mi crema de especias de la página 170, así que no desperdicias nada. Añadir especias como canela y nuez moscada les dan el toque cálido y agradable de un pay de calabaza, pero con los beneficios de los omega-3 de la chía y las grasas del coco rallado que incrementan tu energía.

6 dátiles medjool sin hueso
⅓ de taza de coco rallado sin endulzar
⅓ de taza de chía
1 cucharada de maca en polvo (opcional)
2 cucharadas de crema de especias sin lácteos (página 170)
2 cucharadas de crema de almendra
½ cucharadita de mezcla de especias para pay de calabaza
1½ tazas de pulpa de almendra sobrante de la preparación de crema de especias (página 170)

1. Remoja los dátiles en agua caliente por 10 minutos. En una sartén mediana sobre fuego medio, tuesta el coco rallado durante 2 minutos, hasta que esté crujiente y suelte su aroma.
2. Desecha el agua y transfiere los dátiles a un procesador de alimentos junto con el coco tostado. Procesa para mezclar y luego añade la chía, la maca (si la usas), la crema, la crema de almendra y las especias. Procesa 30 segundos, agrega la pulpa de almendra y procesa hasta incorporar por completo.

3. Forra una charola para hornear con papel pergamino. Con tus manos, forma 20 bolitas con la mezcla y acomódalas en la charola dejando un espacio de separación.
4. Enfríalas en el congelador durante 30 minutos y disfruta. Puedes guardar tus bolitas energéticas en un contenedor hermético en refrigeración hasta por 1 semana, o en el congelador máximo 2 meses.

Análisis nutricional por cada bolita energética: calorías, 80; grasa, 5 g; grasa saturada, 1 g; colesterol, 0 mg; fibra, 2 g; proteína, 2 g; carbohidratos, 8 g; sodio, 1 mg.

Postres

Brownies de frijol negro

Rendimiento: 14 brownies
Tiempo de preparación: 10 minutos más 20 minutos para enfriar
Tiempo de cocción: 25 minutos

Los brownies son el postre perfecto para una ocasión especial. Éstos son mucho más saludables que los brownies tradicionales gracias a la abundante fibra de los frijoles negros, el aguacate cremoso y la miel de maple para llenarte de energía. ¡Te prometo que ni siquiera notarás los frijoles! Y sin duda van a satisfacer tu antojo de chocolate. Si prefieres brownies más gruesos, duplica las cantidades, pero ten en mente que eso cambia su contenido nutricional.

- 1 lata (de 425 gramos) de frijoles negros bajos en sodio
- ¼ de aguacate
- 1 cucharada de aceite de coco derretido
- 2 cucharadas de crema de alguna nuez (de preferencia, crema de nuez de la India)
- 2 cucharaditas de extracto de vainilla puro
- ⅓ de taza de linaza molida
- 1 huevo grande de libre pastoreo
- ⅓ de taza de miel de maple pura
- 1 cucharada de endulzante de fruto del monje granulado, para hornear (opcional)
- ¼ de cucharadita de sal de mar
- ½ cucharadita de polvo para hornear
- ⅓ de taza de cacao en polvo orgánico, sin endulzar
- ½ taza de chispas de chocolate amargo sin lácteos (de preferencia, endulzadas con fruto del monje o stevia)

1. Escurre los frijoles, enjuágalos bien y permite que se sequen en un colador de malla. Precalienta el horno a 175 °C. Forra con papel pergamino una charola para hornear de 20 × 20 centímetros.

2. Agrega el aguacate, el aceite de coco, la crema de nuez, el extracto de vainilla y los frijoles a un procesador de alimentos. Muélelos durante 30 segundos, hasta que se integren. Raspa los costados del tazón si es necesario.
3. Añade la linaza molida, el huevo, la miel de maple, el fruto del monje (si lo usas), la sal y el polvo para hornear, y procesa durante 20 segundos.
4. Cierne el cacao en polvo hacia el tazón del procesador y muele 10 segundos más. Raspa los costados y procesa otros 5 segundos. La masa debe quedar espesa y pegajosa.
5. Extiende la mitad de la mezcla en la charola para hornear, esparce chispas de chocolate encima y cubre con el resto de la masa. Alisa la superficie con una espátula o el dorso de una cuchara hasta que quede uniforme.
6. Mete la charola en la reja superior del horno y hornea los brownies durante 25 minutos, o hasta que el centro de la charola ya no se mueva. Si haces la prueba con un palillo, éste debe salir un poco pegajoso del brownie. Saca la charola del horno y permite que se enfríe por completo antes de rebanarla en 14 trozos. Puedes guardar el sobrante en un contenedor hermético en refrigeración hasta por 5 días.

Análisis nutricional por cada brownie (sin fruto del monje): calorías, 122; grasa, 4 g; grasa saturada, 2 g; colesterol, 13 mg; fibra, 5 g; proteína, 5 g; carbohidratos, 17 g; sodio, 64 mg; azúcar, 5 g.

Donas crudas de canela

Rendimiento: 20 galletas
Tiempo de preparación: 20 minutos
Tiempo de cocción: 5 minutos

Creo que el título de este delicioso postre lo dice todo. Estas donas con canela, especias, un toque de vainilla y cremosa crema de coco no podrían ser más deliciosas. Son una alternativa mucho más saludable que otros postres, ya que están endulzadas con fruto del monje, el cual no provocará un pico de glucosa. Las grasas saludables del coco harán que este postre sacie tu hambre.

Donas

- 1¼ tazas de harina de almendra
- 1 taza de coco rallado sin endulzar
- 1 cucharadita de extracto de vainilla puro
- ½ taza de leche de almendra sin endulzar
- ⅛ de cucharadita de sal de mar
- ¾ de cucharadita de canela en polvo
- ¼ de taza de fruto del monje granulado
- ¼ de taza de crema de coco
- ¼ de taza de aceite de coco

Para decorar

- 1 cucharadita de canela
- 2 cucharadas de fruto del monje granulado

1. Agrega la harina de almendra, el coco rallado, la vainilla, la leche de almendra, la sal, la canela y el fruto del monje a una licuadora.
2. En una sartén pequeña sobre fuego bajo, derrite la crema de coco y el aceite de coco.
3. Añádelos a la licuadora y muele todo durante 30 segundos, hasta que la mezcla se combine para formar una masa pegajosa. Guarda la licuadora en el refrigerador para enfriar la mezcla durante 10 minutos.
4. En un tazón pequeño, combina la canela y el fruto del monje para decorar las donas. Forra una charola para hornear con papel pergamino. Con las manos húmedas, forma bolitas del tamaño de pelotas de ping-pong y acomódalas sobre la charola. Aplasta cada una ligeramente y espolvorea encima un poco de la mezcla de canela.
5. Con tu dedo, pica en el centro cada una para hacer un hueco.
6. Guarda las donas en el congelador durante 10 minutos para que se endurezcan. Disfrútalas congeladas o refrigeradas para un postre más suave. Puedes conservarlas en el congelador hasta por 1 mes y disfrutarlas como un bocadillo rápido.

Análisis nutricional (por cada dona): calorías, 114; grasa, 11 g; grasa saturada, 6 g; colesterol, 0 mg; fibra, 2 g; proteína, 2 g; carbohidratos, 3 g; sodio, 21 mg; azúcar, 1 g.

Helado fácil de lavanda y miel de abeja

Rendimiento: 6 porciones
Tiempo de preparación: 30 minutos más 2 horas para enfriar
Tiempo de cocción: 8 minutos
Tiempo de congelación: 1 hora (opcional para un helado más firme)

La lavanda le añade un ligero sabor floral y un giro interesante a este cremoso postre sin lácteos. Como hierba terapéutica, la lavanda es famosa por sus poderosos beneficios calmantes: disminuye la ansiedad y promueve un descanso y una relajación más profundos. Con sólo seis ingredientes, este helado sencillo tiene la cantidad adecuada de dulzor. Su combinación única de sabores hace que sea un platillo divertido para servir en ocasiones especiales.

½ vaina de vainilla
2 latas (de 400 mililitros) de leche de coco entera sin endulzar
3 cucharadas de miel de abeja cruda
1 cucharada de gelatina de libre pastoreo
1½ cucharaditas de flores de lavanda culinarias, secas
2 cucharadas de ajonjolí negro (opcional)

1. Corta la vaina de vainilla a la mitad, longitudinalmente. Raspa las semillas y mézclalas bien con la vaina, la leche de coco y la miel de abeja en una olla mediana y profunda. Agrega la gelatina encima y permite que todo se asiente 5 minutos, sin remover. No lo calientes todavía.
2. Revuelve para incorporar la gelatina y enciende el fuego en bajo. Agrega las flores de lavanda y bate ocasionalmente, cocinando un total de 8 minutos. Apaga la flama, tapa la olla y deja que la mezcla alcance la temperatura ambiente.

3. Una vez fría, vierte la mezcla en un tazón a través de un colador de malla fino y refrigérala por lo menos 2 horas, o toda la noche.
4. Vierte la mezcla refrigerada en una máquina para hacer helados y sigue las indicaciones del fabricante para batir; podría tomar entre 10 y 25 minutos, dependiendo de tu máquina. A la mitad del proceso, agrega el ajonjolí negro si lo usas.
5. Mientras el helado se bate, forra un molde para hogaza de pan con papel pergamino. Cuando el helado adquiera una consistencia suave, puedes servirlo. Para un helado más firme, viértelo en el molde preparado, cúbrelo con plástico y congélalo 1 hora hasta obtener una consistencia sólida.
6. Si vas a servir desde el molde, permite que el helado repose 10 minutos a temperatura ambiente antes de sacar cucharadas.

Análisis nutricional por porción (sin el ajonjolí): calorías, 164; grasa, 13 g; grasa saturada, 13 g; colesterol, 0 mg; fibra, 0 g; proteína, 3 g; carbohidratos, 11 g; sodio, 20 mg; azúcar, 9 g.

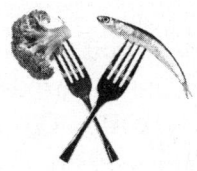

Agradecimientos

Escribí este libro con la esperanza de poner fin a la guerra entre el dogma de la dieta y la nutrición, y hacer que más personas se dieran cuenta de que todos concordamos en muchas más cosas de las que diferimos en lo referente a la buena comida y la buena salud. Todos merecemos una vida de vitalidad y lo último que alguien necesita mientras está sanando son juicios y críticas duras, algo tan imperante hoy en día. Revolucionar la forma como tratamos a nuestro cuerpo y al sistema alimentario también requiere un acercamiento equilibrado, inclusivo y compasivo. Este libro se inspiró en mis pacientes y en mi comunidad, quienes han expresado sentir estrés y confusión respecto a la comida. Yo quería crear una guía sencilla, accesible y sensata para todos, sin importar sus creencias alimentarias. Este libro es para ti, quien quiera que seas, y quiero darte las gracias. Sin mi comunidad inspirándome todos los días, yo no podría ir y hacer el trabajo que hago.

Se dice que se requiere una tribu para criar a un niño; bueno, pues también se necesita una tribu para escribir un libro. Estas páginas no hubieran sido posibles sin mi editora, Tracy Behar, y el equipo de Little, Brown. También quiero darle las gracias a mi agente, Richard Pine, que siempre ha estado ahí para mí, guiándome. Por supuesto, todos en el Centro de Medicina Funcional de la Clínica Cleveland y el Centro UltraWellness (doctora Liz Boham, doctor George Papanicolaou, doctor Todd Lepine y el personal entero) se han vuelto mi familia de medicina funcional, encabezando el cambio para que este mundo sea un lugar más feliz.

Mi mensaje no se extendería tanto sin mi equipo de Hyman Digital. Quiero agradecer especialmente a Courtney McNary por sus hermosas ilustraciones y a Yali Menashe y Ailsa Cowell por las deliciosas recetas incluidas en este libro. También quiero extender mi sincero agradecimiento a mi socio y capitán de barco, Dhru Purohit. A Kaya Purohit, gracias por trabajar conmigo en este libro y ayudarme a correr la voz de que la comida, de hecho, sí es medicina.

Por último, a mi hermosa familia, gracias por amarme, por inspirarme y por cocinar conmigo. Sigamos preparando buena comida juntos.

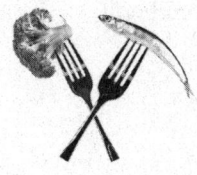

Recursos

Páginas web del doctor Mark Hyman

www.drhyman.com
Para más información sobre el reinicio de 10 días, visita getfarmacy.com.

El Centro Ultrawellness
55 Pittsfield Road, suite 9
Lenox Commons
Lenox, MA 01240

Si quieres agendar una cita virtual o en persona en mi clínica, visita www.ultrawellnesscenter.com, o llama al (413) 637-9991.

Libros del doctor Mark Hyman

Come mejor, salva al planeta
¿Qué carajos debo comer?
Food: What the Heck Should I Cook?
Come grasa y adelgaza
The Eat Fat, Get Thin Cookbook
The Blood Sugar Solution 10-Day Detox Diet
The Blood Sugar Solution 10-Day Detox Diet Cookbook

La solución del azúcar en la sangre
The Blood Sugar Solution Cookbook
El plan Daniel
The Daniel Plan Cookbook
UltraPrevention
UltraMetabolism
The UltraMetabolism Cookbook
The UltraSimple Diet
The UltraMind Solution

Análisis recomendados

Análisis de lípidos NMR
www.labcorp.com

Anticuerpos IgG de Genova Labs
www.gdx.net

ADN de alimentación, Nordic Labs
www.nordiclabs.com

Genetic Genie
www.geneticgenie.org

Recursos para terminar con el desperdicio de comida

Fresh Paper
shop.freshglow.co

Imperfect Produce
www.imperfectfoods.com
Misfits Market
www.misfitsmarket.com

Recomendaciones de suplementos

Electrolitos
BodyBio E-Lyte
www.bodybio.com

Malteada en polvo con proteína pegana
www.getfarmacy.com

Visita www.pegandiet.com/resources para una lista completa de suplementos y recomendaciones de proteínas en polvo.

Recursos adicionales

Environmental Working Group
www.ewg.org

Campaña Food Fix
www.foodfix.org

Clean Fish (pesca sustentable)
www.cleanfish.com

A2 Milk (mejores recursos para leche)
www.a2milk.com

Comunidad en apoyo a la agricultura
www.localharvest.org
Butcher Box
www.butcherbox.com

Vital Choice
www.vitalchoice.com

Thrive Market
www.thrivemarket.com

Carnes y aves Grass Roots
www.grassrootscoop.com

Utensilios de cocina y electrodomésticos

Para una lista completa, visita www.pegandiet.com/resources.

Licuadora Vitamix
www.vitamix.com

Sartén Always Pan
www.fromourplace.com

Sartén de hierro Lodge Cast-Iron
www.lodgecastiron.com

Sartenes de acero inoxidable
www.360cookware.com

Cucharas y tablas para picar de madera
www.greenerchef.com

Termómetro para carne Thermopro
www.buythermopro.com

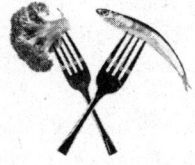

Notas

1. G. A. Weiss y T. Hennet, "Mechanisms and Consequences of Intestinal Dysbiosis", *Cellular and Molecular Life Sciences*, vol. 74, núm. 16, 2017, pp. 2959-2977.
2. Z. Li *et al.*, "Antioxidant-Rich Spice Added to Hamburger Meat During Cooking Results in Reduced Meat, Plasma, and Urine Malondialdehyde Concentrations", *American Journal of Clinical Nutrition*, vol. 91, núm. 5, 2010, pp. 1180-1184.
3. B. Joe, M. Vijaykumar y B. R. Lokesh, "Biological Properties of Curcumin-Cellular and Molecular Mechanisms of Action", *Critical Reviews in Food Science and Nutrition*, vol. 44, núm. 2, 2004, pp. 97-111.
4. C. K. Roberts *et al.*, "A High-Fat, Refined-Carbohydrate Diet Induces Endothelial Dysfunction and Oxidant/Antioxidant Imbalance and Depresses NOS Protein Expression", *Journal of Applied Physiology (1985)*, vol. 98, núm. 1, 2005, pp. 203-210.
5. T. A. Barringer, L. Hacher y H. C. Sasser, "Potential Benefits on Impairment of Endothelial Function After a High-Fat Meal of 4 Weeks of Flavonoid Supplementation", *Evidence-Based Complementary and Alternative Medicine*, 2011, p. 796958.
6. S. Neri *et al.*, "Effects of Antioxidant Supplementation on Postprandial Oxidative Stress and Endothelial Dysfunction: A Single-Blind, 15-Day Clinical Trial in Patients with Untreated Type 2 Diabetes, Subjects with Impaired Glucose Tolerance, and Healthy Controls", *Clinical Therapeutics*, vol. 27, núm. 11, 2005, pp. 1764-1773.
7. B. C. Van Bussel *et al.*, "A Healthy Diet Is Associated with Less Endothelial Dysfunction and Less Low-Grade Inflammation over a 7-Year Period in Adults at Risk of Cardiovascular Disease", *Journal of Nutrition*, vol. 145, núm. 3, 2015, pp. 532-540.
8. L. Schwingshackl, M. Christoph y G. Hoffmann, "Effects of Olive Oil on Markers of Inflammation and Endothelial Function—A Systematic Review and Meta-Analysis", *Nutrients*, vol. 7, núm. 9, 2015, pp. 7651-7675. Publicado el 11 de septiembre de 2015. doi:10.3390/nu7095356.

9. C. Gupta y D. Prakash, "Phytonutrients as Therapeutic Agents", *Journal of Complementary and Integrative Medicine*, vol. 11, núm. 3, 2014, pp. 151-169.
10. M. Liu *et al.*, "Comparative Phytonutrient Analysis of Broccoli By-Products: The Potentials for Broccoli By-Product Utilization", *Molecules*, vol. 23, núm. 4, 2018, p. 900.
11. D. M. Minich, "A Review of the Science of Colorful, Plant-Based Food and Practical Strategies for 'Eating the Rainbow' ", *Journal of Nutrition and Metabolism*, 2019.
12. R. G. M. de Souza, R. M. Schincaglia, G. D. Pimentel y J. F. Mota, "Nuts and Human Health Outcomes: A Systematic Review", *Nutrients*, vol. 9, núm. 12, 2017, p. 1311.
13. S. A. Lee *et al.*, "Adolescent and Adult Soy Food Intake and Breast Cancer Risk: Results from the Shanghai Women's Health Study", *American Journal of Clinical Nutrition*, vol. 89, núm. 6, 2009, pp. 1920-1926. doi:10.3945/ajcn.2008.27361.
14. O. Sytar, M. Brestic, M. Zivcak y L. S. Tran, "The Contribution of Buckwheat Genetic Resources to Health and Dietary Diversity", *Current Genomics*, vol. 17, núm. 3, 2016, pp. 193-206. doi:10.2174/1389202917666160202215425.
15. J. E. Rowntree *et al.*, "Ecosystem Impacts and Productive Capacity of a Multi-Species Pastured Livestock System", *Frontiers in Sustainable Food Systems*. En imprenta.
16. F. D. Provenza, S. L. Kronberg y P. Gregorini, "Is Grassfed Meat and Dairy Better for Human and Environmental Health?", *Frontiers in Nutrition*, vol. 6, 2019, p. 26.
17. D. Zeraatkar *et al.*, "Red and Processed Meat Consumption and Risk for All-Cause Mortality and Cardiometabolic Outcomes: A Systematic Review and Meta-Analysis of Cohort Studies", *Annals of Internal Medicine*, vol. 171, núm. 10, 2019, pp. 703-710.
18. Z. Li *et al.*, "Antioxidant-Rich Spice Added to Hamburger Meat During Cooking Results in Reduced Meat, Plasma, and Urine Malondialdehyde Concentrations", *American Journal of Clinical Nutrition*, vol. 91, núm. 5, 2010, pp. 1180-1184.
19. W. C. Willett y D. S. Ludwig, "Milk and Health", *The New England Journal of Medicine*, vol. 382, núm. 7, 2020, pp. 644-654.
20. D. Feskanich, H. A. Bischoff-Ferrari, A. L. Frazier y W. C. Willett, "Milk Consumption During Teenage Years and Risk of Hip Fractures in Older Adults", *JAMA Pediatrics*, vol. 168, núm. 1, 2014, pp. 54-60.
21. L. Pimpin *et al.*, "Is Butter Back? A Systematic Review and Meta-Analysis of Butter Consumption and Risk of Cardiovascular Disease, Diabetes, and Total Mortality", *PLoS One*, vol. 11, núm. 6, 2016, p. e0158118.
22. M. C. de Oliveira Otto *et al.*, "Serial Measures of Circulating Biomarkers of Dairy Fat and Total and Cause-Specific Mortality in Older Adults: The Cardiovascular Health Study", *American Journal of Clinical Nutrition*, vols. 1-8, núm. 3, 2018, pp. 476-484.
23. "Carbon Footprint Evaluation of Regenerative Grazing at White Oak Pastures", Whiteoakpastures.com. Consultado en <http://blog.whiteoakpastures.com/hubfs/WOP-LCA-Quantis-2019.pdf>.

24. L. Parker, "A Whopping 91 Percent of Plastic Isn't Recycled", *National Geographic*, 5 de julio de 2019.
25. Q. Yang, "Gain Weight by 'Going Diet'? Artificial Sweeteners and the Neurobiology of Sugar Cravings: Neuroscience 2010", *Yale Journal of Biology and Medicine*, vol. 83, núm. 2, 2010, pp. 101-108.
26. R. Wierzejska, "Can Coffee Consumption Lower the Risk of Alzheimer's Disease and Parkinson's Disease? A Literature Review", *Archives of Medical Science*, vol. 13, núm. 3, 2017, pp. 507-514. doi:10.5114/aoms.2016.63599.
27. A. Dickinson, N. Boyon y A. Shao, "Physicians and Nurses Use and Recommend Dietary Supplements: Report of a Survey", *Nutrition Journal*, vol. 8, 2009, p. 29. Publicado el 1º. de julio de 2009. doi:10.1186/1475-2891-8-29.
28. D. W. Kang *et al.*, "Long-Term Benefit of Microbiota Transfer Therapy on Autism Symptoms and Gut Microbiota", *Scientific Reports*, 2019, p. 9.
29. H. Wang *et al.*, "Promising Treatment for Type 2 Diabetes: Fecal Microbiota Transplantation Reverses Insulin Resistance and Impaired Islets", *Frontiers in Cellular and Infectious Microbiology*, vol. 9, 2020, p. 455.
30. E. Riboli *et al.*, "European Prospective Investigation into Cancer and Nutrition (EPIC): Study Populations and Data Collection", *Public Health Nutrition*, vol. 5, núm. 6B, 2002, pp. 1113-1124. doi:10.1079/PHN2002394.
31. I. Berrazaga, V. Micard, M. Gueugneau y S. Walrand, "The Role of the Anabolic Properties of Plant-Versus Animal-Based Protein Sources in Supporting Muscle Mass Maintenance: A Critical Review", *Nutrients*, vol. 11, núm. 8, 2019, p. 1825.
32. S. H. M. Gorissen y O. C. Witard, "Characterizing the Muscle Anabolic Potential of Dairy, Meat and Plant-Based Protein Sources in Older Adults", *Proceedings of the Nutrition Society*, vol. 77, núm. 1, 2018, pp. 20-31.
33. F. N. Jacka *et al.*, "A Randomized Controlled Trial of Dietary Improvement for Adults with Major Depression (the 'SMILES' Trial)", *BMC Medicine*, vol. 15, 2017, p. 23.
34. S. Schoenthaler *et al.*, "The Effect of Randomized Vitamin-Mineral Supplementation on Violent and Non-Violent Antisocial Behavior Among Incarcerated Juveniles", *Journal of Nutrition and Environmental Medicine*, vol. 7, núm. 4, 1º. de enero de 1997, pp. 343-352.
35. M. Rao, A. Afshin, G. Singh y D. Mozaffarian, "Do Healthier Foods and Diet Patterns Cost More Than Less Healthy Options? A Systematic Review and Meta-Analysis", *BMJ Open*, vol. 3, núm. 12, 2013, p. e004277. Publicado el 5 de diciembre de 2013. doi:10.1136/bmjopen-2013-004277.

La dieta pegana de Mark Hyman
se terminó de imprimir en mayo de 2023
en los talleres de
Impresora Tauro, S.A. de C.V.
Av. Año de Juárez 343, col. Granjas San Antonio,
Ciudad de México